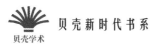

贝壳新时代书系

贝壳学术

中国医疗资源配置机制和医疗服务效率研究

程于思　白雪洁　翟运开　著

中国财经出版传媒集团

中国财政经济出版社

图书在版编目（CIP）数据

中国医疗资源配置机制和医疗服务效率研究／程于思，白雪洁，翟运开著．－－北京：中国财政经济出版社，2022.3

（贝壳新时代书系）

ISBN 978－7－5223－1110－4

Ⅰ.①中… Ⅱ.①程… ②白… ③翟… Ⅲ.①医疗卫生服务－资源配置－研究－中国 ②医疗卫生服务－效率－研究－中国 Ⅳ.①R199.2

中国版本图书馆 CIP 数据核字（2022）第 014108 号

责任编辑：崔岱远　　　　　责任印制：刘春年

封面设计：陈宇琰　　　　　责任校对：张　凡

中国医疗资源配置机制和医疗服务效率研究
ZHONGGUO YILIAO ZIYUAN PEIZHI JIZHI HE YILIAO FUWU XIAOLÜ YANJIU

中国财政经济出版社 出版

URL：http：//www.cfeph.cn
E－mail：cfeph@cfeph.cn
（版权所有　翻印必究）

社址：北京市海淀区阜成路甲 28 号　邮政编码：100142
营销中心电话：010－88191522
天猫网店：中国财政经济出版社旗舰店
网址：https://zgczjjcbs.tmall.com
北京时捷印刷有限公司印刷　各地新华书店经销
成品尺寸：170mm×240mm　16 开　15.75 印张　205 000 字
2022 年 3 月第 1 版　2022 年 3 月北京第 1 次印刷
定价：85.00 元
ISBN 978－7－5223－1110－4
（图书出现印装问题，本社负责调换，电话：010－88190548）
本社质量投诉电话：010－88190744
打击盗版举报热线：010－88191661　QQ：2242791300

序

郑州大学管理科学与工程学科起源于 1981 年河南省委组织部委托原化工部重点院校郑州工学院开设的管理干部训练班，2000 年，原郑州大学、郑州工业大学、河南医科大学合并组建新郑州大学，并于 2017 年成为国家一流大学建设高校。自新郑州大学合并，在国家一流大学建设的大战略下，管理科学与工程学科也不断发展壮大。2013 年，郑州大学管理工程系更名为郑州大学管理工程学院。

历经 40 年艰苦奋斗和变迁，2021 年恰逢办学 40 周年。40 年来，郑州大学管理科学与工程学科立足中原，面向全国，融通世界，乘着改革开放的东风而生，一路艰苦奋斗、求是创新，不断把学科建设推向新高度。目前，管理工程学院建设有管理科学与工程学科一级学科硕士点、博士点和博士后流动站，成为河南省管理科学与工程领域具有本、硕、博、博士后完整培养体系的唯一单位，同时还开设了交通运输领域专业博士点（服务管理方向）。

在新的发展阶段，为了进一步推动学科发展，建设特色学科方向，加强高校与产业界联系，学院"十四五"发展规划明确要求，加强以信息系统与信息管理、服务科学与管理为代表的特色学科方向的凝练与建设，逐步夯实医疗健康信息管理与大数据决策、"一带一路"电子商务与物流协同、智能制造与质量稳定性等方向的发展基础，以学术带头人和青年骨干为核心，组建发展前景好、发展基础扎实的学科团队，努力在全国管理科学与工程学科的发展与竞争中找准定位、勠力前行、争取突破。正是在这样的背景下，管理工程学院推出了"学科发展40周年精品学术文库"建设项目，力争用3年时间，围绕管理科学与工程一级博士点建设和特色方向，出版15部左右优秀学术著作，引领学科发展与团队建设。

2021年，共有6项成果纳入出版计划。朱永明教授等试图建立完整的企业社会责任工程体系；翟运开教授等尝试从成本管理的角度，建立远程医疗服务成本核算、预测和定价的闭环理论体系；程于思博士等基于中国城乡医疗卫生体制变迁的时间视角，构建了考虑中国医疗服务差异性的医疗资源配置机制模型；李智慧博士等以新产品扩散为研究视域，结合社交网络情境对同侪影响进行了概念界定、量表开发，研究了同侪影响如何作用于采纳意愿；兑红炎博士等围绕网络系统级联失效机理及弹性度量的相关问题，重点解决了考虑失效发生全过程，节点和边的团簇聚合、层级弹性指标对系统的影响；沈志锋博士等尝试破解金德尔伯格陷阱，提出"一带一路"基础设施项目要价的中国式治理方案。

紧跟郑州大学"国家一流大学"建设的铿锵步伐，着眼于国家创新高地、一流大学建设和中原大地起高峰，管理工程学院正以学科建设为引领，以高水平教学科研团队建设和高质量创新型人才培养为两翼，主动对接数字化转型发展，坚持立德树人，坚持科学研究、人才培养和社会服务一体化推进，积极创建国际化研究型管理学院。

在未来的几年，学院将围绕重点支持领域和学科方向，继续支持出版系列优秀著作，在促进学科发展与团队建设的同时，也以此种形式搭建一个学术交流的媒介，与国内外学界同仁进行交流沟通。

欢迎社会各界人士就著作中的学术观点展开讨论，也欢迎批评指正，多提宝贵意见。

郑州大学管理工程学院

2021 年 10 月

前　言

　　医疗资源优化配置一直是中国医疗体制改革志在实现的目标之一。中国医疗资源配置在空间上不仅存在东、中、西部地区之间的差距，而且，在同一区域内，比如东部地区内部，城乡之间的差距也很大；在要素类型上，物力和人力资本都存在配置失衡；各等级医院医疗资源配置呈现出多种复杂形态：固定资产庞大但仍在加大投资，高等级医院多重垄断下高成本低效益经营，基层医院虽获得政府政策支持却难获患者信赖，行政定价下医生所得与贡献不匹配，过度医疗现象普遍等。医疗资源配置不合理直接造成目前整体性医疗服务效率低下、患者对医疗服务的满意度低，更是引发"看病难、看病贵"这类社会性问题的深层次原因。

　　为了优化医疗资源配置，政府相关部门一直试图通过增加财政投入来缓解当前医疗资源的总体性短缺问题，尤其注重对西部地区和农村地区医疗资源数量方面的倾斜式政府补助。虽然已取得不小成效，但各地区医疗服务效率总体低下的情况并没有很大改观，甚至在一些方面出现了由于政府行政性干预而导致的效率进一步下降。

　　由此可知，中国医疗资源配置问题已经成为医疗服务供给侧结构性改革的核心要义，本书的选题初衷是以供给侧结构性改革为背景，结合人均收入提高和消费结构升级以及需求变化，深入剖析中国医疗资源配置的作用机制，以及这种配置机制下的地区医疗服务效率，以期进一步探讨如何实现医疗资源优化配置。

本书从医疗服务品的属性出发，深入探究了市场机制配置医疗资源会出现供给不足。基于中国城乡医疗卫生体制变迁的时间视角，以及财政补偿政策演变和医院评级制度等制度视角，构建考虑中国医疗服务差异性的医疗资源配置机制模型。结合理论分析，计量分析分别从供给侧和需求方两个角度展开：从供方角度讨论中国各省医疗服务效率及影响因素；从需方角度讨论居民对医疗资源配置和医疗服务效率的评价，以及价格管制和过度医疗如何影响患者自付医疗负担。综合理论阐释和计量分析的结论，本书对如何有效优化中国医疗资源配置提出政策建议。

研究结果显示：①基于本书构建的医疗服务一般属性和中国医疗服务时代变迁及独特制度安排的医疗资源配置机制模型，结果发现，医疗服务供需动态失衡既出现在地区间又出现在地区内部，物力和人力医疗资源配置不合理不匹配，不同等级医院在获取医疗资源的能力方面具有明显的差异性。以上分析从多方面、多角度剖析中国医疗资源配置不合理的复杂成因。②从供给侧角度，中国各省医疗服务效率具有明显的区域性和结构性特点。③从需求方角度，一方面基于患者服务满意度的医疗服务效率评价越来越高，另一方面居民普遍承认过度医疗现象日趋严重，足见评估医疗服务效率本身具备复杂性。④从医疗资源配置的结果角度，过度医疗直接增加患者的医疗负担，而价格管制通过引致过度医疗行为，间接加重患者自付医疗负担。⑤优化医疗资源配置是一个复杂的系统工程，涉及整个医疗卫生系统的多方面、多层次，需要一系列改革和诸多配套政策支持。尤其是面对多元化的医疗服务需求，供给侧需要适应性改革引导需求分层。

目　　录

第一章　绪　论

医药卫生事关亿万人民的健康和千家万户的幸福，是重大的民生问题。医疗资源配置问题不仅是中国政府和民众长期关注的问题，也是一个世界性难题，即便是西方发达国家和经济体，也没能实现医疗资源高效优化配置。分析出现问题的原因是解决问题的关键，对中国医疗服务行业和供需方结构特点的研究是剖析医疗资源配置问题的关键。中国医疗资源配置出现"看病难、看病贵"问题背后既存在行业普遍的规律性原因，更存在中国制度背景下的特殊原因，深入探究中国医疗资源配置机制和医疗服务效率，以期寻求优化医疗资源配置的方法和政策建议。对于已步入经济发展新常态的中国，无论在理论还是实践层面都有着十分重要的意义。

第一节　研究背景和研究意义

一、研究背景

对于中国医疗资源配置的研究必定离不开对当前国际和国内环境的分析，唯有如此，才能体会到研究的必要性和紧迫性。

（一）疾病谱变化、人口老龄化与慢性疾病负担加重

1. 全球及中国疾病谱变化情况

在人类发展的很长一段时间内，由于医学技术非常有限，威胁人类健康的疾病主要是急性传染病、寄生虫病、营养不良性疾病等。18世纪、19世纪物理、化学、生物等科学技术的发展，极大地促进了医疗技术和20世纪医院的发展（朱恒鹏和彭晓博，2018）。医疗技术的进步使得疾病的诊断率和治愈率不断提升，20世纪70年代以来，伴随着各国经济发展和公共卫生状态的提升，疾病谱发生了改变，慢性非传染性疾病已成为威胁健康的主因。

《柳叶刀》全球疾病负担报告 2016 指出，从 2006 年至 2016 年，全球范围内，传染性、孕产妇、新生儿和营养（CMNN）方面的疾病造成的总死亡数下降了 23.9%，而慢性非传染性疾病（NCD）造成的总死亡数增加了 16.1%。[1] 全球疾病负担报告 2019 指出，之前全球疾病谱变化的情况仍在延续，非传染性疾病（NCD）包括心血管疾病，糖尿病和肾病，肿瘤，也包括颈椎腰椎病、关节炎等骨骼肌肉疾病，还包括痴呆、精神疾病等疾病。[2]《2020 年世界卫生统计》报告称，2000 年至 2018 年，全球人类免疫缺陷病毒（HIV）、结核、疟疾和被忽视的热带病（NTDs）的死亡率平均每年下降 2.4% ~ 3.2%，下降幅度大于非传染性疾病（NCD）。2016 年全球约有 5700 万例患者死亡，其中有 4100 万例死亡的原因为慢性非传染性疾病，占总死亡人数的 71%，2015 年该数据是 70%。[3] 可见全球疾病谱变化已经从传染性疾病（CMNN）转为慢性非传染性疾病（NCD）。

中国疾病谱变化的情况与国际情况类似，梁晓峰等（2019）研究发现，1990 年至 2017 年，中国居民疾病谱发生重大变化——中风和缺血性心脏病取代下呼吸道感染和新生儿疾病，成为疾病负担的主要原因。从具体病种死亡率指标看，1990 年至 2017 年，中国居民脑卒中标化死亡率下降了 33.5%，慢阻肺标化死亡率降低 68.6%。此外，死亡率下降超过 50% 的疾病有下呼吸道感染、新生儿疾病、慢阻肺等。但与此同时，缺血性心脏病死亡率增加了 20.6%，肺癌死亡率增加了 12%。中风、缺血性心脏病和慢阻肺已经成为中国人过早死亡的前三位杀手，其次是肺癌、道路交通意外伤害、新生儿死亡等。因此，全球及中国疾病谱变化情况相同，威胁人群健康的疾病已经由传染性疾病转变为慢性非传染性疾病。

---

① 资料来源：http://www.360doc.com/content/17/1206/16/48279317_710514277.shtml.
② 资料来源：https://www.thepaper.cn/newsDetail_forward_9816252.
③ 完整版报告：https://www.who.int/gho/publications/world_health_statistics/2020/en/.

2. 全球及中国人口老龄化情况

《柳叶刀》全球疾病负担报告 2019 展示了 1950 年至 2019 年全球人均寿命不断增加的趋势：1950 年人均寿命是 51.1 岁，1970 年是 58.4 岁，1990 年是 65.4 岁，2000 年是 67.2 岁，2019 年是 73.5 岁。但是生育率（TFR）全球范围内总体是在下降的，因此全球人口老龄化现象日趋严重。联合国发表的《世界人口展望 2019：发现提要》显示，全球人口结构继续老化。[①]

而中国的人口老龄化趋势远比全球趋势更严峻。《中国卫生健康统计年鉴（2020）》显示，1981 年中国人均预期寿命是 67.9 岁，其中男性是 66.4 岁，女性是 69.3 岁；1990 年 3 个数值分别是 68.6 岁、66.9 岁和 70.5 岁；2000 年 3 个数值分别是 71.4 岁、69.6 岁和 73.3 岁；2015 年 3 个数值分别是 76.3 岁、73.6 岁和 79.4 岁。2016 年至 2019 年，预期寿命由 76.5 岁上升到 77.3 岁。随着人均预期寿命延长的加快，中国人口老龄化进程也在加快。

中经网数据库数据显示，1953 年中国 65 岁及以上常住人口占常住总人口比重是 4.41%，常住人口老年人抚养比是 7.44%，当时中国的老龄化问题并不严重。但自 2014 年中国 65 岁及以上常住人口占常住总人口比重首次超过 10% 起，老龄化问题日益严重，2019 年中国 65 岁及以上常住人口占常住总人口比重是 12.6%，常住人口老年人抚养比是 17.8%。足见中国人口老龄化变化的剧烈程度远超过全球情况，在现在和今后的一段相当长时间内，都是非常严峻的社会问题。

3. 全球及中国慢性病疾病负担加重

世界各国慢性病的患病率越来越高、疾病负担越来越重。据《柳叶刀》全球疾病负担报告 2019 数据，1990 年至 2019 年导致全球疾病负担增加的 10 个最关键疾病里，有 6 种[②]主要影响老年人，其

---

① 资料来源：http://health.people.com.cn/n1/2019/0619/c14739 - 31168811. html.
② 分别是缺血性心脏病、糖尿病、卒中、慢性肾脏病、肺癌和年龄相关性听力损失。

他 4 种①从青少年到老年都很常见。对于整体人群，死亡归因的最主要危险因素是高收缩压和烟草。分性别来看，2019 年的全球死亡归因负担，导致女性死亡的 TOP5 危险因素是高收缩压、饮食风险因素、高空腹血糖、空气污染和高身体质量指数（BMI）；男性排名前 5 位的危险因素是烟草、高收缩压、饮食风险因素、空气污染和高空腹血糖。由此可知，慢性病是全球疾病负担加重的主因。

《柳叶刀》上有关中国疾病负担的研究结果显示，1990 年至 2017 年，中国在减少多种疾病负担和伤残方面取得了很大的进展，这有赖于中国的经济增长、教育水平提高，以及实行传染性疾病国家防控计划。2017 年，高血压、吸烟和高盐饮食是导致中国人群死亡的三大危险因素。其中，吸烟是 2017 年中国疾病负担的最大危险因素，高血压导致 250 万中国人死亡。另一方面，由于生活方式的改变，红肉摄入量增加和体力活动减少，中国的糖尿病患病率大幅上升，从 2000 年至 2017 年增幅超过 50%。1990 年至 2017 年，十大主要健康危险因素中，增长最快的是超重和肥胖，增长了 185%。梁晓峰等（2019）还对 1990 年至 2017 年中国 34 个省级行政区的疾病负担情况进行了分析，发现近 30 年来，中国传染性疾病、母婴疾病、营养相关疾病负担大幅降低，而慢性非传染性疾病负担增加。进而得出结论：中国医疗系统的首要目标应是防控慢性疾病，尤其是在老年人群中。

综上，在全球及中国疾病谱变化、人口老龄化与慢性病疾病负担加重的背景下，中国经济的持续高速增长使得人民收入水平不断提升，购买力水平也在提升，购买医疗服务的目的由治疗疾病以延续生存寿命开始转变为预防疾病以延长健康寿命。与此同时，慢性疾病预防与治疗的复杂性、居民健康意识的增强对医疗卫生体系提供医疗服务的模式、类型以及质量提出了更高的要求。

---

① 分别是 HIV/AIDS、其他肌肉骨骼疾病、腰背痛和抑郁症。

世界大多数国家的医疗卫生体系建立的基础是应对单一、急性和短期疾病，中国亦是如此。中国医疗卫生体系同样面临着慢性疾病的疾病负担加重的严峻挑战，当前中国医疗卫生体系内医疗网络断裂、转诊机制缺失、机构之间缺乏分工协作，以医院为主导、以疾病治疗为中心、各机构自给自足的低效服务提供模式难以满足居民对医疗服务的需求。条块分割、缺乏协作的医疗卫生体系很难适应疾病谱的改变，难以满足患者对连续性、综合性、协调性、高质量医疗服务的需求。经济社会的发展和人民生活水平的提高使得居民对医疗服务有了更高的要求。人口老龄化、疾病谱变化、城镇化、工业化和生活环境变化，都给医疗服务行业带来一系列新的严峻挑战。

（二）获得感、供给侧结构性改革与扩大内需战略

1. 获得感

"获得感"一词迅速流行且专指"人民群众共享改革成果的幸福感"源自 2015 年 2 月 27 日，习近平总书记在中央全面深化改革领导小组第十次会议上指出，要科学统筹各项改革任务，推出一批能叫得响、立得住、群众认可的硬招实招，充分展示出改革方案的含金量，让人民群众有更多"获得感"。

改革就是为了给民众带来物质生活水平的提高，病有所医即是看得见摸得着的"获得感"。世界银行和世界卫生组织联合发布的《全民健康覆盖情况追踪：2017 年全球监测报告》显示，中国卫生服务覆盖指数是 76，位列全球第 37 名，属于中等靠前的位置。《世界卫生报告 2020》将 2017 年中国卫生服务覆盖指数上调到 79。① 全民健康覆盖指标描述的是所有人都获得其所需要的卫生服务，而且在付费时不必经历财务困难。

从世界排名来看，中国居民病有所医的"获得感"还是有的。

---

① 资料来源：https：//apps. who. int/iris/bitstream/handle/10665/332070/978924000510 5 - eng. pdf？ sequence = 1&isAllowed = y.

为了让经济发展成果惠及普通民众，中国政府对医疗、教育、住房、养老等民生问题颇为重视，医疗体制改革、医疗保险制度改革等都旨在让人民群众拥有更多的"获得感"。

2. 供给侧结构性改革

"供给侧结构性改革"概念于 2015 年 11 月 10 日由习近平首次提出，在中央财经领导小组第十一次会议上，总书记强调在适度扩大总需求的同时，加强供给侧结构性改革，提高供给体系质量和效率。供给侧结构性改革是在商品服务供给的结构与社会需求的产品服务结构出现严重偏差的情况下，旨在调整提供产品服务的生产关系结构、产业结构和产品结构的长期性改革。

具体到中国医疗服务领域，在医疗服务需方已经基本建立了适应市场经济体制的社会医疗保险制度的同时，整个医疗服务供方却依然僵化在公立主导体制下的行政化等级体制。医疗服务领域的供给总量、供给结构、供给质量、医疗服务价格形成机制等，都存在严重的问题，是供给侧矛盾最突出的领域之一。城乡和东中西部地区在医疗资源总量、结构、质量等方面均存在较大差距，这与基本公共卫生服务的均等化目标相悖，医疗服务供方改革相当急切且必要。

3. 扩大内需战略

2020 年 4 月 17 日，习近平总书记主持召开中央政治局会议，强调要坚定实施扩大内需战略，并对积极扩大国内需求做出工作部署、提出明确要求。以此为标志，扩大内需战略的提法多次出现在中央报告和新闻中。在常态化疫情防控前提下，实施扩大内需战略，有助于"六稳"工作展开和"六保"任务落实。[①] 党的十九届五中全会更是指出："坚持扩大内需这个战略基点，加快培育完整内需体系，把实施扩大内需战略同深化供给侧结构性改革有机结合起来，以创新驱

---

① "六稳"，即稳就业、稳金融、稳外贸、稳外资、稳投资、稳预期。"六保"，即保居民就业、保基本民生、保市场主体、保粮食能源安全、保产业链供应链稳定、保基层运转。

动、高质量供给引领和创造新需求。"

基于此，中国医疗服务行业的内需扩大有着广阔的前景。因为此行业依靠科技创新已经创造出了不少新需求，且新需求还在持续扩张。另一方面，经济高质量发展带来的民众收入水平和健康诉求的上升更是使得预防性医疗服务需求激增。

（三）实施健康中国战略和持续不断深化医药卫生体制改革

1. 健康中国战略

在 2016 年 8 月 19 日召开的全国卫生与健康大会上，习近平强调，把人民健康放在优先发展战略地位，努力全方位全周期保障人民健康。推进健康中国建设，为人民群众提供全生命周期的卫生与健康服务是目标，营造健康环境是基础，深化改革是动力。党的十九大报告将健康中国作为国家战略实施，进一步确立了人民健康在党和政府工作中的重要地位。将人民健康视为民族昌盛和国家富强的重要标志。

中共中央、国务院印发的《健康中国"2030"规划纲要》，提出"普及健康生活、优化健康服务、完善健康保障、建设健康环境、发展健康产业、健全支撑与保障、强化组织实施"7 方面的战略任务，并且"要全面建立健康影响评价评估制度，系统评估各项经济社会发展规划和政策、重大工程项目对健康的影响"，完善标准体系、目标体系、工作路径等理论研究，为落实健康中国战略的实践提供有意义的理论先导。

党的十九届五中全会提出"全面推进健康中国建设"。在 2035 年基本实现社会主义现代化远景目标中提到"建成文化强国、教育强国、人才强国、体育强国、健康中国，国民素质和社会文明程度达到新高度，国家文化软实力显著增强"。在"改善人民生活品质，提高社会建设水平"部分的最后提及"要提高人民收入水平，强化就业优先政策，建设高质量教育体系，健全多层次社会保障体系，全面推进健康中国建设，实施积极应对人口老龄化国家战略，加强和创新社会治理"。

习近平总书记 2021 年 3 月 23 日考察调研福建三明市医改惠民情况时，提及健康是幸福生活最重要的指标，健康是 1，其他是后面的 0，没有 1，再多的 0 也没有意义。① 足见健康对于国民福祉的重要性以及实施健康中国战略的迫切性。

2. 医药卫生体制改革

中国医疗服务行业一直经历着医药卫生体制改革。1987 年，医疗服务行业开始实行市场化改革，医疗机构自谋出路。1994 年国务院决定在江苏镇江和江西九江两个城市，进行社会统筹与个人账户相结合的社会医疗保险制度的试点。1998 年全国城镇职工医保改革全面铺开，中国开始着手建立适应社会经济发展水平的社会医疗保障体系。2000 年地方医院率先实行"完全市场化"的医院改制，得到国家的认可和鼓励，国务院发布《关于城镇医药卫生体制改革的指导意见》，在"加强卫生资源配置宏观管理"板块末尾提出"鼓励各类医疗机构合作、合并，共建医疗服务集团"。在此期间医疗事业基本实现政府资本完全退出。由于 2003 年 SARS（严重急性呼吸综合征，也称非典型肺炎）事件，中央政府决定大幅增加卫生防疫经费投入，各级疾病预防控制中心设立覆盖全国。2005 年上海申康医院发展中心和江苏无锡市医院管理中心先后挂牌成立，医院管办分离模式开始在中国出现。2006 年《中共中央关于构建社会主义和谐社会若干重大问题的决定》提出"要坚持公共医疗卫生的公益性质，建设覆盖城乡居民的基本卫生保健制度，为群众提供安全、有效、方便和价廉的公共卫生和基本医疗服务。建立国家基本药物制度，整顿药品生产和流通秩序，保证群众基本用药"。

2009 年新一轮医改方案正式出台，《关于深化医药卫生体制改革

---

① 资料来源：https://baijiahao.baidu.com/s? id = 1695074928436809813&wfr = spider&for = pc.

的意见》首次提出"把基本医疗卫生制度作为公共产品向全民提供",指出要解决群众"看病难、看病贵"问题,需要推进基本医疗保障制度建设、建立国家基本药物制度、健全基层医疗卫生服务体系、促进基本公共卫生服务逐步均等化、推进公立医院改革试点。此后每年国务院办公厅都会印发深化医药卫生体制改革重点工作任务。

2016年,习近平总书记在全国卫生与健康大会上就如何加快把党的十八届三中全会确定的医药卫生体制改革落到实处,提出了5项具体的基本制度,即"分级诊疗制度、现代医院管理制度、全民医保制度、药品供应保障制度、综合监管制度",这5项制度建设直指我国医疗卫生体制中的主要弊端,包括资源结构不合理,行业监管不到位,公平不足,等等。这5项制度是规范我国医疗体制现状、解决"看病难、看病贵"问题的核心。党的十九大报告进一步明确了三项制度一个体系建设,即"中国特色基本医疗卫生制度、医疗保障制度和优质高效的医疗卫生服务体系,健全现代医院管理制度",为未来的医疗卫生体制改革指出了重点,明确了方向和路径。

2020年新冠肺炎疫情的暴发使得国家更加重视疾病防控。同年10月,党的十九届五中全会"全面推进健康中国建设"具体谈到"坚持基本医疗卫生事业公益属性,深化医药卫生体制改革,加快优质医疗资源扩容和区域均衡布局,加快建设分级诊疗体系,加强公立医院建设和管理考核,推进国家组织药品和耗材集中采购使用改革,发展高端医疗设备"。

综上,中国政府实施健康中国战略包含了深化医药卫生体制改革的内容,旨在提高医疗资源配置效率,进而缓解乃至解决"看病难、看病贵"问题。

(四) 连年上升的医疗卫生支出

自1980年到2018年,中国卫生总费用和人均卫生费用呈现出指数上升趋势,其中卫生总费用数值从143.23亿元上升到59121.91亿

元，2018 年数值是 1980 年数值的 412. 78 倍；人均卫生费用数值从
14. 5 元上升到 4237. 0 元，2018 年数值是 1980 年数值的 292. 21 倍。
而卫生总费用占 GDP 比重从 1980 年至 2018 年呈现波浪上升趋势，
从 3. 15% 上升到 6. 57%，尤其自 2010 年起直线上升趋势明显，数值
由 4. 84% 上升至 6. 57%，上升势头十分迅猛。

快速增长的医疗卫生支出是否实现了医疗资源的有效配置，是否
缓解了"看病难、看病贵"问题，公共卫生领域广覆盖、低成本的
诉求是否通过持续上升的政府卫生支出得以满足，多样化、不同层次
的医疗服务需求是否都得以有效供给，这些问题都值得进一步探究和
验证。

综上所述，在全球和中国老龄化进程加快、疾病谱变化的背景
下，患者需求的医疗服务类型和内容都发生了一定程度的变化。中国
当前医疗服务供给侧结构性改革涉及供给方在结构、质量等方面的调
整升级，叠加上扩大内需战略，旨在让民众可以享受到经济社会发展
的成果，享有更多"获得感"。基本医疗卫生制度对于维护社会稳
定、促进全体社会成员的和谐不可或缺，政府相关文件已明确提出
"把基本医疗卫生制度作为公共产品向全民提供"。在党的十九大提
出全面建立中国特色基本医疗卫生制度、医疗保障制度和优质高效的
医疗卫生服务体系的背景下，医疗服务的供需方将在价、量（数量
和质量）、时、空等方面寻求进一步的完善契合，实现医疗资源有效
率配置，同时医疗服务价格趋于合理。投入医疗服务领域的大量资源
是否实现了高效优化配置，政府一系列增加医疗资源供给的措施是否
真正缓和了"看病难、看病贵"现状，公共卫生、基本医疗服务和
高端医疗服务领域的人力物力资源是否都得以有效配置，医疗服务价
格形成机制是否使得医患双方都满意，一系列的问题亟待解答。

二、研究意义

在中国社会科学院每年发布的社会蓝皮书《中国社会形势分析

与预测》中，"看病难、看病贵"一直是排名靠前的最突出的社会问题。尽管中国政府一直在进行医药卫生体制改革，不断优化各地区医疗资源配置，试图缓解"看病难、看病贵"，但是改革的效果尚未充分显现。政府持续加大医疗卫生投入不仅未能缓解医疗服务行业供过于求，反而加剧了医疗资源配置问题，使得医院、医生、居民对医疗服务行业的不同层面均存在抱怨和不满，医患关系日益紧张，政府一直以来的改革努力，更多的是干预无效和激化配置不合理。因此，理顺医疗卫生系统的理论基础与治理实践，探究中国医疗资源配置机制和效率，并在此基础上寻求改革策略以优化医疗资源配置，有着重要的理论意义和现实意义。

（一）理论意义

由于医疗服务行业的特殊性，医疗资源配置出现"看病难"和"看病贵"现象此消彼长是世界性的通识。西方发达国家经历的行业难题和对相关现象展开的理论研究对中国医疗资源配置问题的研究颇具参考价值。此外，不同于西方发达国家，中国还存在制度、体制、政策等导致的医疗资源配置问题。体制原因是中国特有的，也正是本书力图花更多精力研讨的部分。由此，本书的研究更关注中国医疗资源配置机制的理论研究。

本书丰富了对中国医疗资源配置问题的机制研究。中国医疗资源配置出现"看病难、看病贵"问题，既有医疗服务品和医疗服务行业自然属性的原因，更有中国不充分市场经济下的制度、体制、政策原因。本书将从医疗服务品和医疗服务行业的自然属性出发，讨论市场机制下医疗资源配置会出现供给不足问题。然后分析在中国特定的医药卫生体制下，医疗资源配置问题呈现出特殊性：城乡二元性、财政补偿政策引致公立医院垄断和医院评级制度导致各等级医院自生能力差异。医疗资源配置问题导致医疗服务行业效率低下，各方对行业的不同层面都存在着抱怨与不满，由此引发的"看病难、看病贵"

问题致使居民对政府管制的效果感到失望，激化了医患矛盾。在此基础上，本书构建了中国医疗资源配置机制模型。

（二）现实意义

中国医疗资源配置问题本身具有非常强的现实性，由此引申出对医疗资源配置的服务效率研究和居民对医疗服务效率评价的研究属于重大的现实经济问题。缓解乃至解决"看病难、看病贵"问题更是具备重要的社会意义。在中国经济进入新常态、全面深化供给侧结构性改革、健康中国战略正处于如火如荼实施的关键时期，本书研究了中国医疗资源配置的机制、效率和优化问题，测度各省医疗资源配置的服务效率，并进一步分析医疗服务效率变动的影响因素；针对微观个体居民对医疗服务效率的满意度评价，研究医疗服务价格管制和过度医疗现象对居民医疗负担的影响。在此基础上寻求优化医疗资源配置的方法与政策建议，为进一步深入医药卫生体制改革提供有效的现实参考。

第一，为现阶段中国的医疗资源配置效率提升以化解"看病难、看病贵"问题提供了指导框架。本书分析中国医疗资源配置机制，发现中国医疗资源配置不充分不均衡体现在多个层面，背后都有错综复杂、盘根错节的成因。理顺医疗资源配置机制的逻辑对全面理解中国医疗资源配置问题具有重要的现实意义：从头到尾捋顺市场机制下医疗资源配置问题，进一步讨论中国医疗资源配置的特殊性，以及配置不当如何引发"看病难、看病贵"。有了前因后果的理论分析，之后制定提高医疗资源配置服务效率的政策手段和缓解"看病难、看病贵"的策略思路也就有了理论支撑，不再是流于空谈或陷入抓不住要点的处境。

第二，为现阶段缓解医患矛盾、减少各方对医疗服务行业的不满提供政策建议。现阶段医疗服务价格形成机制不合理，医患冲突常常因一点小事而引发轩然大波，严重时危及社会稳定和医患生命健康。

本书在理论分析时讨论了医生阳光收入与劳动付出不相符的成因和影响，在计量分析时使用微观个体数据研究了医生过度医疗行为对居民医疗负担的负面影响。在此基础之上，在讨论人力医疗资源配置的优化改革时，提出医疗服务人力资本的培养、报酬率等一系列政策改革建议，最终目的都是希望可以缓解医患矛盾，尽可能让各方对医疗服务行业感到满意。

第二节　研究思路和研究内容

一、研究思路与框架

本书从中国医疗服务产品的属性出发，分别探讨了医疗作为一般服务品和特殊服务品的性质，分析市场机制配置医疗资源如何造成公共卫生服务和基本医疗服务供给不足。市场失灵意味着需要政府干预医疗资源配置。中国政府对医疗资源配置的干预范围和程度之动态变化蕴含在中国城乡医疗卫生体制制度变迁和财政补偿政策演变过程中。本书梳理了以上过程，结合医院评级制度，总结中国医疗服务行业的特殊性。

基于此，构建中国医疗资源配置机制模型。该模型详述了市场失灵为政府干预提供了条件，但是市场失灵处引入政府干预并不代表不存在政府失灵，中国医疗服务行业出现的实际情况是：市场失灵处政府也失灵。中国医疗资源配置形成机制是医疗服务品属性、制度变迁和政策演变等多重因素叠加的结果。错综复杂的成因造成医疗资源配置问题在供给侧和需求端均存在多种表现形式，且对医疗服务需求产生深远影响。这些负面影响大都需要医疗服务行业多方系统性联动改革才能彻底消除。

计量检验部分沿着中国医疗资源配置问题在供给侧的表现和在需

求端的表现与影响两条线展开。从供给侧视角，研究了中国各省医疗服务效率，分为静态和动态效率，并进一步分析了各类效率变动的影响因素。从患者角度出发，居民对医疗服务的满意度衡量的是居民对医疗服务效率的主观评价，而研究价格管制和过度医疗对居民医疗负担的影响则是讨论中国独特的医疗资源配置机制结果。综合理论分析和计量分析，进一步提出了中国医疗资源优化配置的政策建议。最后是本书的结论和展望部分。

本书的研究框架图如图1－1所示：

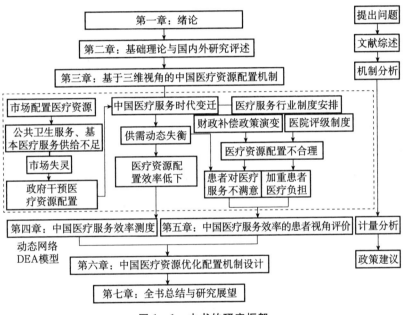

图1－1　本书的研究框架

图1－1显示，本书前三章是递进关系，第一章提出问题，第二章是文献综述，第三章是机制分析，三维视角分别是：中国医疗卫生体制时代变迁视角、财政补偿政策演变视角和医院评级制度视角。第四章和第五章是并列关系，分别从医疗服务供给者视角和患者视角出发，研究医疗服务效率。第六章基于第三章的理论分析和第四、第五章的计量分析，提出优化中国医疗资源配置的政策建

议。第七章是全书总结。

二、研究内容

本书依据以下研究思路进行研究和推进，全书共分七章，具体内容如下：

第一章，绪论。本章是全书的研究基石，主要内容是本书的选题背景与研究意义，基于此提出本书的研究思路、研究框架与研究内容，最后介绍本书的研究方法和创新点。

第二章，基础理论与国内外研究评述。本章系统梳理了国内外有关医疗资源配置和医疗服务效率的研究动态和研究现状，尤其关注涉及中国医疗资源配置、中国医疗服务效率、价格管制与过度医疗的基础理论与研究成果。

第三章，基于三维视角的中国医疗资源配置机制。本章立足于第二章的基础理论，深入探究医疗服务产品属性、中国医疗服务时代变迁、政府财政变动和行业制度安排的中国特殊性，构建中国医疗资源配置机制模型。然后沿着市场失灵造成医疗资源配置不足、政府干预不当加剧配置不合理的路径，剖析中国医疗资源配置形成机制，深挖资源配置不合理的成因、表现和后果。

第四章，中国医疗资源配置的服务效率测度。本章运用2010—2018年各省面板数据，使用动态网络数据包络分析（Dynamic Network Data Envelopment Analysis，以下简称 DNDEA）模型研究静态和动态效率变动情况，并在此基础上考察了整个医疗服务行业和行业内部各子系统效率变动的影响因素。

第五章，中国医疗服务效率的患者视角评价。本章调查了中国各省居民的微观个体数据，首先讨论了2005—2015年居民对中国医疗服务效率评价——医疗服务的满意度，然后从定量分析的角度探讨了价格管制和过度医疗对居民自付医疗负担的影响。

第六章，中国医疗资源优化配置机制设计。本章在第三章理论分析、第四章和第五章计量分析的基础之上，结合得到的结论进一步研究了中国医疗资源配置效率提升的可行方向，重点阐述供给侧如何改革，以达到与需求在数量、结构、质量等方面的契合，尤其是供给侧如何有效引导需求端结构分层，缓解当前"看病难、看病贵"问题。

第七章，全书总结与研究展望。本章纵观全书，归纳总结了主要工作及研究结论，同时进一步提出了未来研究展望。

第三节　研究方法与创新点

本节将针对文章写作过程中使用的主要研究方法和主要创新点等问题进行说明阐释。

一、研究方法

归纳与演绎方法贯穿全书。具体到各章，本书第二章使用了文献分析法，第三章使用了"典型化事实"分析方法，第四章和第五章使用了计量分析方法。

（一）文献分析法

文献分析法是对搜集到的文献资料进行研究，经过分析、识别、归纳和梳理，形成对研究主题的概括性认识，探明研究对象的性质和状况，进而引出自己的观点。本书的研究基石就是第二章中与医疗资源配置研究相关的文献资料。在全面搜集、整理、分析这些文献的基础之上，本书将主要研究划分为三大类：医疗资源配置研究；医疗服务效率研究；价格管制和过度医疗影响医疗负担研究。通过对历史和当前医疗资源配置研究成果的深入剖析，较为详细地阐述了医疗资源配置的理论本质，并以此作为本书研究主旨和分析框架构建的理论依据。

（二）归纳与演绎

科研中最常用到的两种逻辑思维方法是归纳与演绎方法，归纳与演绎之间是相辅相成的：归纳是演绎的基础，演绎过程少不了运用经验归纳来认识通识知识；演绎是归纳的前导，归纳离不开对之前演绎结果的总结。本书使用了这两种逻辑思维方法，如第二章就是相关理论及文献的归纳总结，而归纳评述之前进行的正是演绎和剖析以往研究者的研究路径和结果。第三章对第二章的归纳成果进行了从一般到个别的推理演绎，分析医疗服务品属性和医疗服务行业的特殊性，从城乡医疗卫生体制变迁、财政补偿政策演变和医院评级制度三个角度研究中国医疗资源配置机制。第六章则是将第四章、第五章的计量结论同第三章机制分析的演绎结果相结合，归纳出中国医疗资源优化配置的机制设计。综上，本书的研究方法充分体现了归纳与演绎相结合的逻辑思路。

（三）"典型化事实"分析

对现状的分析是计量分析的基础与逻辑起点。本书对中国的医疗服务行业的制度背景、卫生事业的经济管理体制演进进行了系统详细的分析，这些制度因素、医药体制改革推进是中国特有的，使得中国医疗服务行业除了具备普世性的不确定性、信息不对称、供给诱导需求等特性，更拥有中国特色的"以药养医""以械养医""管办不分""看病难"和"看病贵"同时并存等特点。第三章详述了这些典型化事实如何造成中国独特的医疗资源配置机制。中国医疗资源配置效率低下和政府管制失灵虽然受医疗服务行业自然属性影响，但更大程度上是受中国特定制度、政策和供方改革滞后的影响。本书聚焦于中国医疗资源配置不合理问题的中国特色根源，在计量分析后结合中国实际，试图提出符合中国现实且具有前瞻性的政策建议。

（四）计量分析方法

计量分析法是用统计推论方法对经济变量之间的关系做出数值估计的一种数量分析方法。本书在第四章和第五章都使用了该方法，具体来说，在第四章，为了测算省级层面医疗资源配置的服务效率，采用了 DNDEA 模型进行估计；为了检验外界环境因素变动对效率变动的影响作用，采用了托比特（Tobin's Probit，以下简称 Tobit）和删失最小绝对偏差估计（Censored Least Absolute Deviations Estimator，以下简称 CLAD）方法进行计量分析。在第五章，为了确定居民医疗服务效率评价的影响因素，采用了有序逻辑函数（以下简称 ordered logit）模型进行回归分析；为了检验价格管制和过度医疗对居民自付医疗负担的影响程度，采用了两部模型进行计量分析。

二、主要创新点

本书的主要创新之处具体体现在以下三点：

第一，构建基于医疗服务一般属性和中国医疗服务时代变迁及独特制度安排三维视角的医疗资源配置机制模型。本书从医疗服务品的自然属性出发，发现即使没有政府干预，单纯依靠市场机制配置医疗资源也会出现供给不足。然后从时间演变角度，阐释中国医疗服务行业发展全过程——自政府主导到市场和政府共同配置方式对医疗资源配置的作用机制。基于财政补偿政策演变和医院评级制度的视角，剖析中国医疗资源由最初的低水平合理配置演变为不合理配置的全过程，构建体现中国特殊性的医疗资源配置形成机制模型。这一模型的构建从理论上对中国医疗资源配置机制研究做了尝试和创新。

第二，使用 DNDEA 模型研究中国医疗服务的静态和动态效率。DNDEA 模型不仅打开了生产函数的黑箱，讨论每一个生产决策单元内部各子系统之间的联系，测度静态效率，而且可以考虑效率随着时间变化的动态变化，从中获得趋势性判断。本书可以使用 DNDEA 模型研究医疗服务效率是因为测算各地区医疗服务效率时，不同子系统的投入和产出各不相同，而且行政管理子系统的产出之一——床位数，是经营服务子系统的投入。此外，各地区医疗服务行业上一年的固定资产存量会延续到下一年，并直接参与医疗服务品的生产和消费。剖析医疗服务行业内部各子系统之间的关系以及跨时期的联系能探测到其他 DEA 模型得不到的结果，各地区的效率变动情况也会反映出诸多静态效率无法展现的问题。

第三，尝试从患者的视角开辟对中国医疗服务效率的需求侧评价新路径。中国医疗服务的投入在连年增长，服务供给能力也在不断增强，但患者似乎仍然感受到看病难、看病贵，究竟原因何在？本书利用定量分析方法研究价格管制和过度医疗对居民自付医疗负担的影响。现有研究大多数都是使用数理模型推导的方法研究价格管制、过度医疗、医疗负担之间的关系，而本书使用实证方法尝试突破理论推理的局限性，利用现有数据库的微观个体数据，揭示现实问题。

第二章 基础理论与国内外
研究评述

本章回顾了与医疗服务相关的基础理论，对医疗资源配置和医疗服务效率相关的国内外文献进行了比较详细的梳理、分析和评述。针对中国医疗资源配置研究，大多数都是基于现象——成因——影响——政策建议的四段式分析。不少研究使用数理模型剖析中国医疗服务行业中的价格管制、过度医疗等现象。而实证研究更多聚焦于医疗资源配置的服务效率研究。

第一节　医疗服务相关基础理论

一、公共产品理论

（一）公共产品内涵的发展

公共产品理论内涵历经了纯公共产品到公共中间品，地方公共产品到俱乐部产品的过程。真正意义上系统化的公共产品理论研究始于萨缪尔森（Paul A. Samuelson），他的"纯公共产品"概念强调公共产品在个人之间不可分，任何一个消费者消费的都是整个的公共产品。消费上的非竞争性以及非排他性是纯公共产品的特征。

公共选择学派发现现实中许多政府服务具有中间品的性质，不是纯公共产品理论描述的最终消费品，而且大多数的公共服务存在拥挤成本，并非边际成本为零。自此，公共产品理论内涵开始拓展。公共产品研究从最终消费品形式扩展到中间投入品形式，相关研究多集中讨论公共中间品最优供给效率的条件。

现实中很多公共产品在最初使用时具备非竞争性，但是当使用者增加到一定程度，会出现拥挤，非竞争性因此不复存在。针对此现象，地方公共产品理论和俱乐部产品理论被提出来。地方公共产品理论认为如果可以成功地将公共产品的利益限定在特定地域范围，那么划定一定的空间范围，可以解决公共产品的供给问题。

只有俱乐部内部成员可以共享俱乐部内公共产品的利益，因此俱乐部产品具备排他性。公共产品还被同利益集团联系起来，产品对一个集团中的人来说是公共产品，但对集团之外的人来说是私人产品。而且一旦确定了集团，公共产品最大的特点是强调排他性的不经济性，一些公共产品在技术上排外并不是完全不可能，只是代价太大。

综上，公共产品概念自萨缪尔森的纯公共产品，通过与地域、俱乐部、集团等相联系，其内涵得以拓展。消费上的非竞争性和受益上的非排他性并不一定能区分公共产品和私人产品。经济社会价值观有时会左右产品是公共品还是私人品的界定，在有意识的社会政策决策下，一些消费上具备竞争性而且受益上具备排他性的产品有时被定义为公共产品。时至今日，公共产品定义仍待进一步拓展。

（二）公共产品有效提供理论的发展

公共产品有效提供理论基于福利经济学的框架，研究以税收的形式实现公共产品的最优供给。庇古均衡分析的是社会资源在公共产品与私人产品之间的最优配置问题，均衡点在公共产品消费的边际效用等于税收的边际负效用处。但由于存在免费搭便车的情况，公共产品市场里的消费者有隐瞒自己真实偏好的倾向，私人品市场内消费者真实表达自身需求偏好形成的均衡在公共品市场是不成立的。

自愿交换理论假定理性的消费者会讨价还价，在过程中会表露出真实偏好，实现公共品供给的均衡（Lindahl，1958）。且公共产品的总需求曲线是个人需求曲线纵向加总（Bowen，1943）。而更一般的市场均衡是个体对公共产品的供给以及成本分配讨价还价，均衡时边际成本等于价格，此时均衡就达到帕累托最优状态（Johansen，1965）。

萨缪尔森认为公共产品要实现最优供给，对社会上所有的消费者而言，该公共产品的边际替代率与私人品的边际替代率之和，必须等于边际生产转换率。即该公共产品总体的边际支付意愿必须等同于它的边际生产成本。

现实情况是，公共产品交换价格通常不存在，价格机制难以真正发挥作用，很难获得公共产品的供给曲线，加之消费者的偏好显示问题，理论分析中的供求曲线均是虚拟的，常常受到质疑。而且，消费者一旦意识到自身偏好并不能影响公共产品的量，其需求曲线会发生变化，公共产品的最优供给问题因而变得更复杂。

（三）公共产品供给机制的研究发展

有关公共产品供给机制的研究，从古典经济学派到新古典经济学派都认为由于存在市场失灵，公共产品的供给需要政府干预。边际效用理论学派最早使用经济学理论去解释政府提供公共产品。基于公共品消费的非竞争性和受益的非排他性，以及外部性，新古典经济学认为公共产品由私人供给必定存在效率和福利损失，需要政府采取征税等手段进行矫正。如果正外部性相当大，那么政府有必要补贴全部成本，这意味着政府应直接供给那些正外部性很大的公共品。政府供给公共产品可分为两种类型：直接生产和间接生产。其中直接生产包含中央政府直接生产和地方政府直接生产，政府间接生产公共品的形式有很多：与企业签订生产合同、授予经营权、参股等（黄恒学，2002）。

传统经济学通常将公共产品与政府供给画等号，认为市场失灵处由政府干预来解决就好，很少关注政府供给公共产品导致的低效率以及政府失灵问题。新制度经济学区分了公共产品与政府提供的公共产品之间的差别，指出一定条件下，公共产品由市场供应有可能实现有效供给。传统意义上被视为需要政府供给的公共产品，在现实中被私人大量供给着（Coase，1974）。只要可以排除不付费的消费者，或拥有技术上的排他手段，或交易成本为零，或产权的制度安排可以使外部效应内部化，或实行产前合约，市场机制可以自发消除外部性，进而实现市场机制有效供给公共产品。

公共选择学派探讨了第三方机构供给公共产品的可能性。公共经济中，不只有政府和市场两种秩序。非营利组织受到"非分配约束"，不会为了利润而牺牲品质，因此公共产品的生产可以由第三方机构来完成，生产者欺诈行为也会被遏制。此外，慈善机构或非营利组织常常以私人捐款的方式，提供各种公共品，其理论解释主要来自利他主义研究。人们自愿供给公共产品的另一个原因是人们预期未来还会打交道，因此更倾向于合作。自愿供给机制通常基于市场和政府机制共同配置资源的观点，以利他为目的、以捐赠为主要方式，属于市场和政府之外的第三方的机制（樊丽明，2003）。第三方机构具有组织性、自愿性、自制性和利润不分配性（何增科，2000），在向社会提供公共产品方面具备优势：有利于创新、更贴近基层、更灵活和更有效率（王玉明，2000）。伴随着非政府组织不断发展，私人自愿供给日趋普遍，尤其是与居民基本社会福利及保障事业相关的领域。Salamon（1987）就曾提到"自愿失灵"，正如政府和市场会出现失灵一样，第三方机构自愿供给公共产品的机制也存在失灵，如资金有限、慈善活动的局限性等。

二、信息不对称、委托代理理论与声誉模型

（一）信息不对称

现实世界中，交易双方各自掌握的信息量通常是不同的，掌握信息多的一方利用信息优势，以损害信息劣势方的利益为代价，掠夺交易中的剩余。这会造成社会总福利损失，因为为了攫取剩余，信息优势方往往以效率损失为代价。信息不对称带来了逆向选择和道德风险问题。

逆向选择问题的开创性研究是分析旧车市场，由于信息不对称，市场上最终只剩下质量最差的产品（Akerlof，1970）。信息优势方可能向信息劣势方传递某种信息，使劣势方改变对优势方的信念，且改

变后实际上信息优势方获利更多。市场中的误导信号会自我实现并形成均衡，造成均衡结果集扩散。所以需要精炼均衡结果，设计机制使得信息优势方不再有发送误导信息的动力。

道德风险问题是一个包含着委托代理关系的契约问题，委托人常常选择将薪酬与绩效挂钩。多边隐藏行动问题中一个典型表现被称为团队中的道德风险。动态道德风险问题里委托人获益比静态情况下更多，因为代理人通过跨期保险来调整各期消费以达到降低风险的目的，由此代理人倾向于多付出努力。还有通过反复观察代理人的行为和绩效，委托人逐渐掌握了代理人能力方面更多更精确的信息。

（二）委托-代理理论

早在 1932 年，美国经济学家伯勒（Berle）和明兹（Means）就提出委托-代理理论，主张企业所有权与经营权分离，企业所有者保留剩余索取权，让渡经营权利。因为分工的细化和专业化，企业的所有者知识或时间精力不足以管理公司，应该将管理权交给有能力和精力的专业管理人。但是企业所有者和管理人之间既存在信息不对称又存在利益冲突，企业所有者作为委托人追求自身财富最大化，而代理人追求的往往是自己的工资津贴收入、奢侈消费和闲暇时间最大化。委托-代理理论主要研究当存在利益冲突时，委托人如何设计最优合同，激励代理人。20 世纪 60 年代末至 70 年代初，委托-代理理论兴起（Wilson，1969；Ross，1973；Mirrlees，1974）。

委托-代理关系普遍存在于经济领域和社会领域，对应的理论也由传统的双边委托-代理理论（单一委托人、单一代理人、单一事务的委托代理），发展出多代理人理论（单一委托人、多个代理人、单一事务）、共同代理理论（单一委托人、单一代理人、多项事务的委托-代理）（刘有贵和蒋年云，2006）。

（三）声誉模型

有时代理人的行为很难、甚至无法证实，显性激励机制难以实施，此时长期的委托代理关系呈现出较大优势，这种长期关系可以依靠"声誉效应（reputation effects）"维系。法玛（Fama）于1980年明确提出声誉问题，认为激励问题在委托-代理文献中被夸大了。现实中代理人市场会对代理人起到约束作用，"时间"可以解决问题。法玛将代理人市场价值的自动机制定义为"事后清付（ex post setting up）"，在竞争市场中，代理人的市场价值由其以往的业绩决定，长期中代理人必须对自己的过往行为负责。因此，即便没有显性激励合同，代理人也有积极性努力工作，因为长期的努力工作可以改进自己在代理人市场的声誉，进而提高收入。霍姆斯特罗姆（Holmstrom，1982）模型化了法玛的观点。虽然模型建立在代理人风险中性、不存在未来收益贴现的假设之上，但模型证明了声誉效应确实解决了代理人问题。且努力程度随着年龄的增长而递减，因为随年龄增长努力的声誉效应变小。因此，越是年轻的代理人，努力程度越高。声誉模型揭示了隐性激励机制可以达到等同于显性激励机制的效果。

三、产权与租值消散理论

当代产权经济学研究的重要理论之一就是租值消散理论。租值消散是指本来有价值的资源或财产，由于产权安排方面的原因，在竞争中会耗散掉，边际上降为零。即有了明确产权界定的资源或财产会长期存在，但无主的会逐渐耗散。

（一）产权界定与租值耗散

租值耗散概念最初由戈登（Gordon）于1954年提出，在公海捕鱼案例中，公有产权会因为竞争使用者过多而增加捕鱼的成本，逐渐使得公海的租值降为零。与之类似，巴特利（Bottomley，1063）、德姆塞茨（Demsetz，1967）、哈丁（Hardin，1968）等学者深入探究了公有产权致使租值消散的问题。上述学者对租值耗散的研究都仅限于公有产权，认为公有产权必然导致租值耗散。此后，巴泽尔（Barzel，1974）和张五常（2001）进行了更深一步的研究，发现一项产权未能被精确界定的资产同样会出现租值耗散现象。有时因为精确界定产权的交易费用过高，该项产权不可能被精准界定，进而导致部分财富溢出并进入公共领域。市场各参与主体会以各种方式去攫取溢出到公共领域的财富，竞争性的攫取常常伴随相应的资源耗费，如排队等候等，进而造成租值耗散。

（二）价格管制与租值耗散

一项产权是由多种权利构成的，包括使用权、收入权和转让权等。价格管制会损害资产的收入权，也会导致产权界定的不完全，进而出现巴泽尔所描述的资产的部分租值置于公共领域而造成租值耗散。对此，巴泽尔以 20 世纪 70 年代美国汽油价格管制为例，提出了经典的排队配给理论。价格管制使汽油产权界定不完全，造成部分租值置入公共领域，市场各参与主体都有攫取这部分租值的动机，并愿意为此耗费一定的资源。当价格不再是一个有效的分配准则时，排队这类非价格机制就会被用来作为替代的分配准则，进而确定拥有公共领域租值的个体。基于排队轮购，加油者会根据自身个人时间价值来选择是否排队，只要攫取租值的边际价值大于其边际时间成本，个体就会选择参与排队。最终的均衡状态是：作为供给方的加油站提供有限的汽油，需求方用以交换的是货币同时间的结合。此均衡下花费在排队上的资源并不能被任何人得到，存在社会福利净损失，这部分的租值是耗散了。苏恩（Suen，1989）对非价格机制配置资源导致租值耗散的原因进行了分析，发现一方面资产没有被配置到对该资产评价最高的用户手中，另一方面在竞争性获取配给资产的过程中造成了真实资源的耗费，并不只是财富的转移。对此，张五常（2001）认为在众多准则中，唯有价格准则不会造成资源的浪费，任何其他准则都会造成不同程度下的租值耗散。

（三）　租值纯粹耗散和租值分割

为了分析问题的方便，租值耗散常被分为租值纯粹耗散和租值分割两部分。非价格机制导致的租值耗散属于租值纯粹耗散，而现实情况是租值一般不会全部纯粹耗散掉，会存在部分租值被市场参与者分割的情况。借用排队配给的例子来说，由于存在绕过排队的潜在收益，对于加油站，对付价格管制的办法可以采用把汽油和其他不受价格管制的商品进行捆绑销售，以此攫取部分置入公共领域的租值；对于消费者，只要涨价的幅度小于其排队的时间成本，就会选择购买捆绑商品来绕过排队，从而也攫取到部分租值。上述捆绑加价商品的准则同排队轮购准则是有本质区别的。排队是非价格机制，会造成租值的纯粹耗散，而捆绑销售是一种隐性价格机制，该机制使交易双方都分割到部分租值，从而降低了租值纯粹耗散的部分，并达到约束条件下的最优，是社会次优状态（翁舟杰，2012）。

第二节　医疗服务效率研究评述

经济学家通常区分效率的三个概念：只与供应方面关联的技术效率和生产效率（或称"成本－效益效率"），以及包含了需求方面或消费因素的分配效率。当组织生产以尽量减少生产给定产量所需的投入时，就会达到技术效率；当生产被组织起来以使生产给定的产品的成本最小化时，生产效率就实现了，它是由生产函数和当时的投入价格共同决定的；分配效率是在资源被生产和分配时实现的，从而产生每个产出的"最优"水平，并按照消费者赋予它们的价值分配产出。在配置效率中存在着定义"最优"和评估"价值"的替代方法，其分析方法属于规范分析框架。技术效率是生产效率的必要条件，技术效率和可信赖性是配置效率的必要条件。

一、国外医疗服务效率研究

国外研究医疗服务效率时，效率概念通常应用于三个层面：①医疗服务生产的效率；②医疗服务使用或者消费效率；③保持一定健康水平的效率。在生产医疗服务方面，只有供应方面的技术和性价比等概念会被考虑。在消费医疗服务方面，供应和需求方面的效率概念都会被考虑，技术效率和生产效率都要测算。然而，由于医疗服务也对福利、需求方面或分配效率有直接影响，消费者可能通过选择一种疗效较差、副作用也较少的治疗方法，来权衡健康生产的效率，以获得直接的效用。在健康效率方面，分配效率与消费者的最佳健康水平有关，消费者将健康与其他商品或服务进行交换，实现自身福利最大化。

（一）福利主义与超福利主义分析框架

福利主义和超福利主义是医疗服务行业规范经济分析的两种最突出的方法。社会福利函数是分析医疗资源配置效率时会涉及的，其形式有个人主义的和非个人主义的两种。福利主义框架下个人主义包含个人效用简单加总、帕累托最优和柏格森－萨缪尔森（Bergson-Samuelson）类型三种，柏格森-萨缪尔森类型的方程形式将社会成员的偏好反映在其效用的水平和分布上（Boadway & Bruce, 1984），非个人主义包含社群和独裁主义两种，社群主义认为社会福利不是个人效用的加总（Mooney, 1998），独裁主义则是指定了效用目标。

迄今为止在实证工作中最常见的是在超福利主义框架下简单加总个人健康函数，使人口的健康最大化（Culyer, 1989）。卡尔耶（Culyer, 1995）讨论了将标准帕累托概念应用于超福利主义视角的可能性。瓦格斯塔夫等人（Wagstaff et al., 1991）首次探索了社会福利方程中仅包括健康结果，同时考虑效率和分配问题。

许多卫生经济学家认为，医疗服务是一种会导致市场失灵的商品，其本身具备的某些特征也会导致传统新古典经济学方法（实证的和规范的）的某些方面"失灵"（Culyer，1989）。在几乎每一个发达经济体中，大部分医疗保健支出都是由公共财政提供资金的（OECD，1998）。政府规制和其他非市场机构在指导医疗机构的行为和医疗资源分配方面发挥着重要作用。评价医疗资源分配时，福利主义以外的方法已经在很大程度上取代了福利经济学方法来对个人医疗服务和过程进行经济评估。到目前为止，可分为两类截然不同但相互关联的文献：一类是规范分析医疗服务和医疗保险市场的运作、市场失灵以及非市场制度安排，目的是提高医疗服务融资、筹资、组织和提供的效率和公平性；另一类是在医疗卫生部门进行规范分析寻求最适当的规范框架，重点是福利主义和超福利主义的辩论。这是一场关于假设和方法的辩论，尽管这两种框架都认为市场失灵普遍存在于医疗卫生部门，但关于这种失灵的性质的诊断有时是不同的，更重要的是，提高效率和公平性的处方往往是迥异的（Hurley，2000）。

从方法论层面对医疗资源配置问题的研究始于阿罗（Arrow，1963），由于医疗服务行业存在疾病发生和治疗效果之间的不确定性，难以采用新古典主义福利经济框架分析其资源配置。医疗服务有时对一个人的生存是必要的，所以它的价值或利益不应该与个人的经济资源相联系，个人福利方程中个人需求的医疗服务不直接取决于个人收入和财富。超福利主义者认为社会福利方程应该最大化健康，而不是效用（Culyer，1989；Culyer 和 Evans，1996）。健康不良引起了对卫生保健的需求，从而恢复了一个人的健康（或防止健康恶化）。超福利主义者认为，事实上，决策者已经宣布，生产健康是医疗服务系统的主要目标（Culyer，1991）。

（二）医疗服务效率的测度方法

早期医疗服务效率研究多集中讨论医院的经济绩效，这些研究认为利润动机（或医院类型，即营利性医院与非营利性医院）对医院经济绩效的影响非常大。理论上，非营利性医院是天生无效率的，因为在非营利性医院里没有人能通过实施成本最小化来实现增加个人收入的效果（Baird et al.，1971）。同营利性机构相比，非营利医院管理者倾向于选择不太复杂的管理任务，倾向于执行效率较低的管理任务，而且倾向于更低频地使用市场信息，以上行为会导致更大的非营利医院无效率（Clarkson，1972）。很多学者使用美国不同地区的数据，经验检验结果都是营利性医院的效率高于非营利性医院（Lewin et al.，1981；Pattison & Katz，1983；Coyne，1982）。但也有学者发现不同类型医院间的经济绩效差异并不大（Register et al.，1985；Mclaughlin et al.，1985）。相比营利性机构，非营利性医院在资产规模投入方面无效率，但在服务和劳动投入方面有效率（Ozcan，1992）。

自 DEA 方法被应用于评价部门间的相对有效性（Charnes et al.，1978），很多学者使用该方法评价医院技术效率和生产效率（Ozcan，1992；Parkin & Hollingsworth，1997；于良春和甘超，2020）。但是世界卫生组织 2000 年的出版物比较 191 个国家医疗系统生产健康的效率时，批评 DEA 和随机前沿分析（Stochastic Frontier Analysis，简称 SFA）方法无法区分真正的效率低下和随机误差变化，故世界卫生组织使用面板数据固定效应模型估计技术效率，并考虑折现修正的普通最小二乘法（Ordinary Least Squares，简称 OLS）模型。然而，之后霍林斯沃思和怀德曼（Hollingsworth & Wildman，2003）指出，如果回归模型异方差很明显，世界卫生组织使用的方法同样不能区分随机误差和真正的无效率。

伴随着弗里德等（Fried et al.，1993）、查恩斯等（Charnes et al.，1994）和科埃利等（Coelli et al.，1998）关于前沿效率测量技术的理论探讨，医疗服务领域前沿效率测量文献增多，沃辛顿（Worthington，2004）总结了 38 篇文献，均使用了 DEA、曼奎斯特（Malmquist）指数或 SFA 方法中的一种或几种。之后霍林斯沃思

（Hollingsworth，2008）梳理了317篇前沿效率测量文章，除了讨论以上三种方法在医疗服务和医院的应用细节，还分别从供给者和需求者角度分析了各种效率准则的有用信息。赫西等（Hussey et al.，2009）汇总1990年到2008年所有医疗服务效率测量文献，从分析视角、产出、投入、方法论、科学可靠性等方面讨论，发现效率测量中很少涉及可靠性和有效性的严格评估，而且在效率测量中，医疗服务质量的核算方法，也是以后研究需要突破的一点。

现有研究文献多从各自的特定视角考察某一个局部范围的医疗单元运行效率，或只研究微观个体层面如医生或科室的效率，或只研究中观组织层面如医院、诊所或机构的效率，或只研究宏观地区层面如省市、国别的医疗服务效率。多数研究默认各层面之间是独立关系，而且不同层面的研究结果之间几乎不能进行比较。但现实中很多时候一个层面的效率最优可能带来其他层面的效率下降（Kämäräinen et al.，2016），以中国的情况为例，每家医院都追求自身利益最大化，在医疗资源过度集中于大医院的资源不合理配置下，大医院的"效率最优"往往是很多该去基层医院的患者到大医院"小病大看"的结果，这种医院个体层面的局部效率最优可能是以牺牲整个医疗卫生服务体系效率为代价的（Deng et al.，2021）。

此外，现有研究很少考虑医疗服务质量（或负产出）和配置效率（Deng et al.，2021）。不少文献综述重点阐述了此观点：①回顾1994年至2017年发表的57篇相关文献，同时考虑配置效率与技术效率、规模效率和成本效率的文献只有3篇（Cantor & Poh，2018）。②75篇DEA方法测算中国医院效率的文献中，只有1篇测算了配置效率；研究其他国家的95篇医院效率文献中，只有10篇涉及配置效率，且这些文献都是从医院层面进行考察，几乎未涉及要素投入的资源配置结构问题（Dong et al.，2017）。

虽然研究医疗服务效率的外文文献很多，但存在两个关键问题有待解决：①系统效率与系统内部各层面之间的效率联系如何在一个模型里得以体现？②如何在测度效率时考虑要素投入的资源配置结构问题？本书第四章尝试解决以上两个问题，拟在测度医疗服务效率时既考虑宏观省份层面的效率又考虑中观各省医疗服务行业内部不同部门的效率。

二、国内医疗服务效率研究

从国内主流文献来看，早期文献的效率评价单元多是医院（张罗漫等，2000；许苹等，2000；张鹭鹭等，2000）、医疗卫生机构（任苒等，2001；曲江斌等，2001）、乡镇卫生院（宁岩和任苒，2002）等。这些文献中评估医疗服务效率的数据全都是研究者根据研究目的调查搜集的一手资料，数据权威性和可追溯性差。随着研究的深入，为了运用可追踪性更强的统计数据，效率评价单元逐渐扩大为各地区（分省市），这些研究或聚焦于城市（梁鸿等，2003；尹文强等，2004；张纯洪，2013），或聚焦于农村（魏来和张星伍，2008；陈东和程建英，2011；李晓燕，2012），或从整体角度分析中国各地区的医疗服务效率（罗良清和胡美玲，2008；张瑞华等，2011；庞瑞芝等，2018），还有比较城乡之间医疗服务效率差异的（刘海英和纪红军，2011；刘海英和张纯洪，2011）。当前国内研究医疗服务效率的评价单元是相当多元化的，既有微观到研究一家医院内单床工作效率（刘盈等，2017）和人力资源配置效率（张晓凤等，2010）的，又有按医院性质划分（徐东雨等，2017；卢秀芳等，2017；赵大仁等，2017）的。

国内现有医疗服务效率可以从多角度来分类，初期多从医院供给的角度来谈医疗服务效率，然后发展为衡量整体的医疗服务效率、医疗资源配置和利用效率（申一帆等，2004）。之后有研究从理论上探讨医疗服务的公共属性和社会属性（杨伟民，2006），继而出现了在评估医疗服务效率时需要同时考虑公平性的研究论调（陈亮和袁蕙芸，2004；肖传实等，2006；李少冬和仲伟俊，2006；付强和孙萍，2010）。还有进一步细分产出效率（罗良清和胡美玲，2008；王中华和李湘君，2015）、运营效率（魏来和张星伍，2008；杨永梅，2012；任晓燕等，2016）、政府公共卫生支出效率（刘海英和纪红军，2011；屠彦，2012；刘景章和王晶晶，2015；张仁杰和史本山，2018）、技术效率（张晓岚等，2013）、全要素生产率（刘孟飞和张晓岚，2013；李习平，2014）、有限医疗资源在全病种范围配置效率（俞乔等，2013）、社会效率（王梦潇等，2015）。

至于国内文献测量效率时使用的方法大多是 DEA 和 SFA，曼奎斯特指数常用于效率分解，而 Tobit 模型用于分析效率的影响因素。由于现如今数据包络分析方法已发展延伸出了多种模型，医疗服务效率测度模型早已从最初的查恩斯－库珀－罗兹（Charnes-Cooper-Rhodes，简称 CCR）模型进化到现在的径向固定规模报酬（Constant Returns to Scale，简称 CRS）和非径向 CRS 数据包络方法（公彦才，2017）以及超效率四阶段 DEA 模型（张仁杰和史本山，2018）。此外，也有文献使用主成分分析法（唐齐鸣和肖子龙，2016）、基于与理想解相似性的排序技术（Technique for Order Preference by Similarity to an Ideal Solution，简称 TOPSIS）法（卜胜娟等，2017；胡青等，2017；邓大松等，2018）、将疾病诊断相关组（Diagnosis Related Groups，简称 DRGs）作为基本风险调整工具（李顺飞等，2017；胡安霞等，2018）、秩和比法（Ranksum Ratio，简称 RSR）方法（赵大仁等，2017）等。

三、研究评价

从现有文献来看，国内外学者对医疗服务各种效率测算、分解及影响因素的研究都已经相当深入且全面。然而，由于数据来源不同、指标选择差异，不同的研究方法在优点和缺点上具有差异性。

　　总体来说，将医院或医疗机构作为效率测度单元的研究数据多依赖一手数据，而讨论国别或一国不同地区之间的医疗服务效率时，研究数据一般都是统计数据。由于一手资料的获取难度大于公开的统计资料，诸多聚焦于医院医疗服务效率的研究结果可复制性要差于聚焦于地区医疗服务效率的研究结果。然而随着大数据时代的来临，加上医疗服务行业不断地改革并增加透明性，以单家医院为单位的部分数据资料实现了透明公开，为研究工作打开了方便之门。

　　此外，随着学界对医疗服务公共性和社会性的研究深入，在测度医疗服务效率时不能将医疗服务视为普通商品或服务，而是应该依据其特性在计量时引入分阶段分析并考虑不确定风险。DEA 方法发展至今，很多最新进展都是旨在解决测度医疗服务效率过程中的诸多难题。

　　为了能够准确判定中国各地区医疗资源配置现状，并有针对性地制定化解医疗服务效率低下的治理对策，我们亟须对相关数据进行客观和全面的把握，为此，中国的相关政府或权威机构必须尽快统一医疗服务行业效率的测算依据，并加快提高统计数据质量并尽量保障数据可以真实反映现状。因此，只有进行有效的医疗服务效率测算，才能有针对性地解决中国当前"看病难、看病贵"问题。不可否认，微观医院层面的数据测算方法在测算结果的准确性和稳定性方面具有较为突出的优势，由医院或医疗机构层面获取的微观数据最能反映出该医院或医疗机构的医疗资源配置效率状况，而且如果掌握医院内部各部门资源流动及产出呈现的诸多信息，那么更细致地着眼于医院内部提高管理效率的方案也是可以制订出来的。因此，中国应大力发展微观医院或医疗机构数据测量方法。就目前来说，微观医院数据测算方法在实际应用过程中面临两大困难：基础数据匮乏；创建具有公信力的微观医院数据库很难。就算由政府牵头实现了所有医疗机构经营信息数据库的建设，由于医疗服务本身的信息不对称性和不确定性，每家医院的经营数据是其私有资源和核心竞争力，实现数据库数据公开几乎不可能。我们需要在考虑中国医疗服务行业实际情况的前提下，借鉴欧美发达国家丰富的数据处理经验，加快推进中国医疗服务行业效率数据的收集和发布工作，不断强化相关信息的获取准确性和披露及时性。

第三节　价格管制、过度医疗与医疗负担研究评述

现有研究价格管制、过度医疗与医疗负担三者关系的文献非常多，大多是纯文字的理论分析或者构建数理模型分析。相关理论研究可以说是相当成熟且颇具参考性。

一、医生诱导需求与过度医疗研究

既然在消费医疗服务时医生的诊断对患者的消费决策影响甚大，当诊断与治疗都由同一个医生提供时，医生可能会出现诱导患者需求的行为（Dranove，1988）。当医生向患者提供了经济上不必要但医学上同样有效的检查和药品时，病情同样得到缓解或被治愈，缺乏医疗知识的患者将无从判断医生提供的药品是否必要。病人如果因为某种疾病去看医生，做了医生推荐的手术后恢复健康，事后病人亦无法判断自己是否真的需要这种手术，因为可能有一种更廉价的治疗方案同样能治愈病人的这种疾病。需要注意的是，以上并不能证明医生一定会做出诱导患者需求的行为，因为医生不单单只是一个追求自身经济利益最大化的个体，还会追求自身信誉，此外还有行业协会约束医生个体行为。医疗服务需求决定的特殊性只是证明了医生有诱导患者需求的客观条件。

无论是国内还是国外，医疗服务行业医生诱导患者需求的情况确实真正存在。林莞娟（2013）设计了一个田野实验，研究中国抗生

素滥用问题，影响因素是医生的经济激励、病人需要抗生素的信念以及病人报答医生的送礼行为。结果发现医生出于自己的经济动机而诱导病人消费不必要的抗生素。世界卫生组织建议，医疗机构抗生素使用率不高于30%，但《国家医疗服务与质量安全报告》指出，中国住院患者抗菌药物使用率2010年是67.3%，尽管该数值在2017年下降到36.8%，但仍高于国际水平。中国医生诱导患者需求不单单只表现为抗生素滥用，使用中国健康与养老追踪调查（China Health and Retirement Longitudinal Study，简称 CHARLS）调查数据，李海明（2018）量化研究发现在控制了正常医疗需求的影响之后，供方诱导需求确实存在。根据著名医学杂志《柳叶刀》2010年的数据，国际上公认剖宫产率的警戒线是15%，但中国的总剖宫产率为46.5%。尽管国家卫健委发布《中国妇幼健康事业发展报告》称2018年全国剖宫产率为36.7%，相比2010年出现了明显的下降，但同国际标准相比数值仍然很高。埃蒙斯（Emons，1997）运用瑞士提契诺（Ticino）州7项重要手术病人结构比例的调查数据，发现普通病人接受手术的比例比医生及其家属接受手术的比例要多33%。该研究从数据角度证实了医生诱导患者需求在现实中真实存在。该研究还发现律师及其家属病人接受手术的比例与医生及其家属病人接受手术的比例几乎相同，认为因为律师具有强有力的诉讼能力，所以遏制了不必要手术的发生。由此可知，当存在可置信的威胁时，医生诱导需求行为会减少。

与医生诱导需求行为密切相关的是过度用药、过度医疗等不合理医疗行为。杜创（2013）认为相比西方发达市场经济国家，在中国过度医疗问题非常严重、普遍，原因是公立医疗机构垄断，同时医药服务行业存在严格的价格管制。垄断的具体表现是公立医疗机构在医疗生产要素市场是垄断买方，在医疗服务供给及药品零售市场是垄断卖方（朱恒鹏，2007）。作为垄断买方，公立医疗机构在购买生产要素时可以攫取尽可能多的生产者剩余；作为垄断卖方，公立医疗机构会通过实行价格歧视的方式掠夺患者的剩余，具体表现形式有过度收费、过度检查、过度治疗、过度用药等。

二、数理模型研究评价

现有文献多是从信任品理论的角度出发，构建数理模型来研究过度医疗这类使得医疗资源配置低效率的现象（Dulleck & Kerschbamer, 2006）。多数文献使用信号传递博弈模型，沿用斯彭斯（Spence, 1973）的模型设定，假定不同类型的信号发送者发送信号的成本存在差异，将医生公布的价格和成本信息视为其向患者传递医术质量信号的重要手段。虽然有文献讨论了医生提供简单治疗服务却收取复杂治疗服务的费用（Wolinsky, 1993; Sülzle & Wambach, 2005）这类过度收费现象，但更多文献认为在现实情况下，过度收费越来越难以实现，故可以假设该现象不存在。埃蒙斯的模型证明，当医生诱导患者需求存在约束时，如医生的过度医疗行为会导致其信誉损失，那么价格机制本身会使得医生的过度医疗行为消失。冯（Fong, 2005）认为医生会根据观察到的患者在支付意愿方面的异质性，选择性实施过度医疗行为，这种行为构成了价格歧视的一种替代方式。假设每位患者对成功诊疗的效用评价不一，在医生可以实施价格歧视时，均衡时会出现医生对支付意愿低的患者实施"大病小治"这类治疗不足的情况（Dulleck & Kerschbamer, 2008）。刘（Liu, 2011）的模型中引入部分利他偏好的医生，结果发现利他医生的存在使得自利医生在均衡中获益更多，这说明利他医生的存在使得患者受到自利医生过度服务的问题变得严重。

国内文献最早是黄涛和颜涛（2009）建立了医疗信任品中过度治疗现象的信号博弈，研究发现如果患者可以通过搜寻知识来提高识别过度治疗的能力，而且具有对医生的惩罚机制，那么就又可以遏制医生的过度治疗行为。刘小鲁（2011）和杜创（2013）以中国公立医院垄断与医疗体系价格管制为背景，研究在医药一体化的情况下，价格管制与过度医疗之间的关系：没有价格管制时医生无须过度医疗；若只有诊疗费管制、无药品价格管制，医生会选择将药品价格定在高位，实行捆绑销售；当诊费、药费均受管制时，医生会出现过度检查、过度用药等过度医疗行为。还有文献从空谈博弈和医生社会偏好角度出发，分析价格外生给定条件下，医疗服务行业中既有诚实的医生也有逐利的医生，均衡时实际只需要简单治疗的患者常常被小病大治，而实际需要复杂治疗的患者常常被大病小治（田森等，2017）。通过建立一个转诊系统中排队和博弈的集成模型，王文娟和王季冬（2019）发现政府可通过调节社区医院和三甲医院的规模、调节不同疾病疗法的定价影响医患博弈，缓解甚至消除过度医疗，提升患者福利和社会总福利。

三、实证分析文献评述

实证分析文献方面，研究多集中于讨论供给诱导需求是否存在和诱导程度测算。最早的研究发现每千人病床数与每千人住院日之间存在正相关关系，"有病床就有病人"的现象被称为罗默法则（Shain & Roemer，1959；Roemer，1961）。此后很多计量分析重在讨论医生数量的增加是否导致患者对医生服务需求的增加（Feldstein，1970；Fuchs，1978；Escarce，1992）。

近期研究视角扩大到讨论医疗保险（Dijk et al.，2013；郭华和蒋远胜，2014）、医生密度（Panahi et al.，2015）对医疗费用的影响；患者信息掌握对就医次数的影响（Schmid，2015）等。

国内计量分析医生诱导需求的文献相对较少，李晓阳等（2009）使用分省数据分析了每十万人口卫生机构数对平均每人医疗利用量（诊疗次数及费用）的影响。赵建国和李自炜（2019）使用2004年到2016年的省际面板数据，研究价格管制对公共福利的影响，公共福利指标是医疗价格、人均医疗服务供给量、人均医疗服务支出，发现价格管制在短期内有效，在长期没有稳定的推动作用。

还有使用微观数据研究医疗保险对居民医疗费用的影响，宁满秀和刘进（2014）详细讨论了四类指标衡量医生诱导需求因素，郭华和蒋远胜（2014）认为诱导需求的变化情况可以用经过标准化的医疗费用变化情况来衡量。李海明（2018）使用 CHARLS2011 年的数据研究了社区内每千人医疗机构数对门诊患者就医次数的影响。何庆红等（2019）基于成都市 2007 年至 2016 年卫生资源与医疗服务调查数据，计量考察基本药物制度实施对患者医疗负担的影响，发现短期内减轻效果显著，但长期内制度的实施对次均门诊费用和次均住院费用的减轻作用削弱。而本书尝试使用 CHARLS 三年的全国微观数据，研究是否存在医生诱导需求现象以及其对门诊、住院医疗费用的影响。

第三章　基于三维视角的中国
医疗资源配置机制

本章将从医疗服务品的属性和中国医疗服务提供的特殊性出发，研究中国医疗资源配置机制。首先剖析了医疗服务品作为一般服务品的属性，然后又研究了医疗服务品的特殊属性，在此基础上，发现单靠市场机制配置医疗资源会出现供给不足。接着关注中国医疗服务行业的特殊性：①城乡医疗卫生体制变迁的差异；②财政补偿政策的动态演变；③医院评级制度对各等级医院发展存续的动态影响。基于此，研究城乡供需动态失衡的资源配置如何造成效率低下，政府管制动态失灵如何引发各方的不满情绪，加重患者医疗负担。

第一节　市场机制下医疗资源的配置机制

按照新古典经济学的观点，市场机制下通过市场竞争配置资源，可以达到"帕累托最优"状态。然而医疗服务品具备一些特殊性，单纯依靠市场机制配置医疗资源，可能会出现公共卫生服务和基本医疗服务供给不足。

一、医疗服务作为一般服务品的特性

医疗服务（health care）是为了提高和改善健康水平而使用的医疗商品和服务的总称，医疗服务机构通常向患者提供以下服务：检查、诊断、治疗、复检和提供预防保健、接生、计划生育等。还包括与这些服务有关的提供药品、医用器材、救护车、病房住宿和伙食的业务。医疗服务作为一种服务类产品，具备以下五种自然属性。

（一）异质性

同一项医疗服务的提供，常会因为提供医疗服务者、时间、地点和接受医疗服务者的不同，而产生服务质量的差异，即治疗结果有差异。即使是同一个医疗服务供给者，在不同的时间、地点、患者、情绪、态度与意愿下，其服务表现也有很大差别，如对同一种疾病的诊断、检查、治疗、用药方式不同。医疗服务的这种异质性使得在诊疗的过程中，不仅需要医生依照患者的个别体质与病情做出差异性诊断，而且医患之间的互动效果会受到医生精神、体力、情绪以及患者的个性、行为等种种因素的影响。

医疗服务品的以上特征表明，不同患者对同一位医生提供的医疗服务之评价可能是差异很大的，因为主观性占了很大的比例。此外，患者因支付能力差异对各类医院的偏好具有异质性。对于患者而言，不同医院之间不能完全替代，对于拥有自由选择就诊医院和医生权利的患者，他们会选择能使自身获得最大效用的医院和医生。

（二）不可分离性

医疗服务的生产与消费是同步发生的。一般有形产品大多经过先生产再由消费者购买使用的过程，但服务的生产与消费是同步发生的。这是医疗服务不同于普通商品的一个特殊性，患者消费医疗服务的过程即是医生提供医疗服务的过程。整个医疗服务过程可分为诊断和治疗两阶段。从医生视角而言，先是诊断病情，再是提供相应的治疗服务。从患者视角而言，诊断阶段是患者委托医生确诊病情，从医生的诊断书中了解自身患病的具体疾病类型、严重程度等信息，故患者对医疗服务的需求取决于医生的诊断。患者对各种检查化验项目的需求、对各类药品（尤其是处方药）的需求不完全由患者自身决定，医生在患者医疗服务消费种类与数量决定方面的作用不容忽视。

患者会参与到医疗服务的生产过程，服务内容（诊断或治疗）是针对每一位患者的个性化定制，无法转售给别人。所以衡量服务质量的重要因素是医生与患者的互动充分、良好与否，这也是服务质量同有形产品质量相比难以准确控制和衡量的原因。医疗服务的生产与消费是同时进行、同时存在的。因此，在医疗服务生产过程中医患互动关系非常重要，直接影响着患者对医疗服务的满意度。而且每次诊疗的服务反馈具备异质性。

不可否认，在生产和消费医疗服务的过程中，面对面的交流非常重要。虽然当前远程医疗、互联网医疗等都是可以实现的，信息技术变革突破了物理和地理方面的面对面交流，但是医疗服务产品具备情感性，面对面交流仍不可缺少。具体体现在，医生通过各种方式与患者进行面对面交流，确定每位患者需要的服务项目。

（三）无形性

医疗服务是一种行为和过程，是难以捉摸的。消费者几乎无法在购买前完全了解服务的产出与结果，因此缺乏具体的评估准则，难以判断服务的优劣，常需借助其他手段预期服务质量。不同患者对同一医生的感知不同，质量评估结果很可能差异巨大，所以医疗服务的质量评估标准具备不确定性和主观性。诊疗质量没有一个不变的标准和统一的质量水平。消费服务前患者对接受医疗服务后的健康期望会直接影响患者对服务质量的主观感知，于是口碑、信誉等因素很大程度上会影响医疗服务质量评估。医疗服务所提供的主要产出就是健康状况的改善，其评价标准多是主观评价，非常抽象也易变。因此，医疗服务的产出基本上是无形的。

（四）易逝性

医疗服务不可储存。由于服务是无形的、不可分离的，因此，医疗服务无法像有形产品那样在生产制造后可储藏起来供日后销售，它具有易逝性。这种特征致使医疗服务的产能缺乏弹性，因此，需要加强对服务需求和供给的平衡管理。易逝性使消费者在购买医疗服务品时，无法像购买一般商品那样货比三家，因为市场上医疗服务品的提供具有一定的时限。因此，患者购买和消费到的医疗服务可能并不是自己最满意的服务，而是在外界环境条件限制下，当前可得的医疗服务。

（五）不可逆性

医疗服务的过程和结果具备不可逆性。一旦接受诊疗服务，如手术过后，重返手术前的状态几乎是不可能的。不可逆性导致患者购买并消费完医疗服务品后，身体状况会出现不可逆的变化。这使患者在购买医疗服务品之前会非常慎重，对质量的看重超过对价格的考量，在条件允许的情况下，宁可消费质量水平超过自身实际病情需要的医疗服务，也不愿意接受低水平且可能于自身有害的医疗服务。

二、医疗服务品的特殊性

医疗服务品具备一般服务品的属性，还具备一些特殊属性，这些属性与医疗服务自身性质、内涵、法律法规、患者要求相关。医疗服务品具备一般服务品所没有的特殊性质，可分为以下五类。

（一）一部分医疗服务属于公共品和准公共品

虽然医疗服务的供给具备竞争性、消费具备排他性，但公共卫生服务的效用具备不可分割性，如一项根除天花的保健措施不仅仅让那些付钱接种疫苗的人受益，也对所有人都起了保护作用。部分基本医疗服务也具备类似的性质，其消费不单只对购买该服务的个体产生效用，更让个体附近人群、家庭受益。如此，公共卫生服务和一部分基本医疗服务属于公共品或准公共品。

公共品或准公共品的生产和消费仅依靠市场机制会出现供给不足和市场失灵。同样，公共卫生服务和一部分基本医疗服务的提供单靠市场机制也会出现供给不足和市场失灵。因此，政府有义务也有必要通过购买或直接提供等方式供给这部分医疗服务。至于医疗服务品中符合私人品属性的部分，无须政府干预其供给，公平、充分竞争的市场机制是保障这部分私人医疗服务有效供给的制度基础。

（二）公益性

医疗服务的公益性通常体现在其外部性上：不仅会使接受医疗服务的病人直接受益，而且也使社会其他非直接服务者受益。疾病预防、传染病防治、妇幼保健、医疗救助等涉及公众健康的公共卫生服务不仅关系到个人健康，更关系到整个社会的健康状态，公共卫生服务具有公益性。

尽管医治头疼、牙痛、胃炎或者关节炎患者更多的是让患者自身受益，但医治一个精神病患者却在更大程度上使社会全体或大多数人受益。医疗需求常常表现为"缺乏支付能力而又必须满足的需求"。基于人道主义，社会必须以一定的制度安排来设法满足这一需求。而这种制度安排，无论采取何种具体形式，本质上都具有互助共济特征，基本医疗服务就符合上述特征。接受基本医疗服务的患者是直接受益人，其家庭也会间接受益，诊治疾病对患者家庭、他人和社会群体起到保护和稳定作用，促进社会安定和谐，因而基本医疗服务也具有社会公益性。

医疗服务的公益性是其外部性的一种表现形式，外部性的存在意味着会出现市场失灵，此时需要政府干预公益性医疗服务的供给。

（三）普遍服务性

一个国家的所有国民都有获得健康的需要和权利，这是医疗卫生服务的普遍服务特性。人类拥有的一项基本权利就是健康，健康是自由的一个表征（Sen，2002）。长寿且健康的生活是人类追求发展的目标之一（UNDP，1990）。人类的最基本需求就是健康，国民会根据自己获得健康的难易，衡量医疗卫生体制优劣甚至政府执政能力好坏。无论年龄、性别、职业、地域、支付能力等外部特征，每一位公民都享有同等的健康权利。依据宪法精神，每一位公民在很多方面具备均等机会，其中一个方面就是获得最基本医疗服务。

最基本医疗服务的普遍服务性质可分为三个维度：居民的空间、收入和年龄分布。无论城市居民还是农村居民，东部居民还是西部居民，都有获得最基本医疗服务的权利。哪怕不同居民之间收入差距再大，哪怕是生活在贫困线以下的居民，同样拥有享受最基本医疗服务的权利。未成年人、老年人、失业者，同就业者一样，都有获得最基本医疗服务的权利。

（四）信任品

医疗服务属于专家服务，是典型的信任品（Darby & Karni，1973）。一些特殊的服务产品，即使在使用后也难以确定其质量，这部分产品被称为信任品。医疗信任品的信息不对称具体体现在：医生通常比患者更清楚各种治疗项目（包括药品）对于患者的价值，比如手术是否真正有用、患者是否真正需要接受各类检查治疗等。患者事前无法了解需要何种医疗服务，事后也很难判断所接受的医疗服务是不是真正所需的：患者在消费医疗服务之后仍不清楚其接受的各项检查治疗对治愈疾病究竟起到了多大作用。医患信息不对称是医疗服务的自然属性。

医疗服务作为一种专家服务，具备高度专业性和技术性。通常情况下，医生比患者拥有更多医学专业知识，更加了解实际医疗服务需求数量和质量信息，医患之间存在严重的信息不对称。这种信息不对称是医患双方都意识得到的。每位患者需求的医疗服务数量和种类既取决于患者实际健康状况，也取决于医生的诊断结果。患者的医疗服务需求与医生的医学知识相关，而且患者和第三方通常都无法准确评估医生的诊断是否有用，这造成医疗服务供方垄断。

医患双方的信息不对称使得专家服务市场中欺骗与服务不当现象具备存在的客观条件，并不意味着欺骗和服务不当一定会出现。由于处于信息优势地位的医生，具备小病大治或大病小治的客观条件，可能会滥用信息的不对称，诱导患者系统地过度或不足地消费医疗服务。因此，患者很容易对医生产生不信任的心理，引致医患纠纷、讳疾忌医等现象。

医生具备双重角色：既是患者的代理人，向患者传递各项诊断信息与治疗建议；又是实际医疗服务的提供者。在患者利益与医生利益相冲突时，医生容易出现为了满足自身经济利益而损害患者利益的行为，如有可能诱导患者过度医疗，达到医生诊疗收入增加的目的，这同时使患者医疗支出负担加重。为减少因供给诱导需求而上涨的医疗支出，常见的应对策略有两种：一是改革医保支付制度，直接改变医生的效用函数组成构件和财务诱因，缓解供给诱导需求问题；另一种方法是通过管制，从根本上消除供给诱导需求的滥觞，具体做法是直接限制各项医疗资源的供给量，比如限制医院的扩建、高值医疗仪器的购置等。

（五）不确定性

医疗服务的不确定性同时出现在需求端和供给端。

1. 医疗服务需求者面临疾病发生的不确定性

个人患病的时机和病种通常是不确定的，个人对医疗服务（除了预防性医疗服务）的需求不是有规律的和可预期的。医疗服务需求时常同死亡风险相关，也同身体机能的伤害风险相关。就特定时期、特定社会、特定已知病种而言，可以认为疾病的发生是概率事件。另外，就传染性疾病如非典型肺炎、禽流感、猪链球菌病等疾病而言，其发病没有稳定的概率，无法预测。这种不确定性是消费者的患病风险，风险规避的消费者可以选择购买医疗保险来分散患病风险。在身体健康时提前缴纳医疗保险费，罹患疾病时部分医疗支出由医疗保险承担。

2. 医疗服务供给者面临治疗效果的不确定性

就算是医生也无法确切知道各种疾病有效的治疗方法，医生的诊断与疾病的治愈之间存在着不确定性。疾病的治疗具有不可预期性。人体是一个复杂的系统,疾病得以治愈有时是医生对症下药的功劳,有时是身体机能自行愈合的结果。而且医学发展至今并不能成功医治所有疾病。每个个体身体机能各异,从疾病潜伏到发病再到逐渐严重影响正常生活的过程于每个人是有差异性的。患病表征与真实罹患病种之间时常不是简单对应关系,医生诊疗结果的正确性不是永远都是100%。此外,判断疾病是否得以治愈的标准差异很大,患者自身感受到身体状况好转并不是药到病除的唯一标准。有些慢性病并不影响患者日常生活,甚至无任何疼痛感,但是血清化验结果显示一些指标异常。还有一些疾病是基因病,当前医学只能控制病情而无法根治疾病。故很多化验检查结果一方面是帮助医生准确诊断的工具,另一方面也是查看疾病控制情况的客观辅助。医院各类精密检查检验设备和先进医疗技术的引入既减少了医生诊疗过程中的部分不确定性,也减少了判定治疗结果时的不确定性。这种不确定性是诊疗风险,与患病风险不同的是,不存在保险市场能够系统性降低疾病诊治的不确定性。诊疗风险很难分散,因为患者接受医疗服务后一旦出现误诊或漏诊,大部分情况下是不可逆转的。

三、市场化配置资源的一般机制

市场经济条件下,一个完整而统一的市场体系由产品市场和要素市场构成,其中要素市场包括生产资料市场、劳动力市场、资本市场、土地市场等。市场机制的运行依赖以下诸多机制共同作用、相互促进。

完全市场化条件下,供需机制决定了资源合理配置的方向;价格机制决定了各行各业资源配置的流向以及各种资源在产业内部的组合。市场竞争机制促进现有资源的高效利用,使得供给与需求的匹配达到帕累托最优,竞争机制决定了当前资源配置状态下资源的使用效率。信用机制的作用是规范市场运作规则并规范经济运行秩序；利率机制决定了市场主体的经营风险和资源使用效率；工资机制决定了劳动者生产积极性。

市场配置资源和调整当前资源配置的主要途径是市场价格信号变动。价格信号反映了价格机制与供需机制的联动，市场价格的变动是价格机制对供需动态变化的反映，会造成资源流向及潜在流向变化，也会造成资源需求量与潜在供给量的变动。同时，价格机制起作用时，直接决定了各行各业在各地区的资源实际配置存量、流量、结构、质量等。

合理的资源流量配置，会促进各行各业在各地区良性竞争，供需机制与价格机制协同作用加强有效的市场竞争，进而实现当前资源存量配置的有效利用，提高资源利用率、产出率和优质率，改善竞争环境，让资源配置的流向朝着需求升级和供给能力提升的方向流动，最终实现资源配置效率提高。

在某一特定资源配置背景下，某些企业或某个地区在初始资源配置时就可能处于较有利的市场竞争地位。市场内各供给主体处于不同的起跑线，意味着一开始就拥有竞争优势的市场主体极有可能在经营过程中获得有利于自身发展的资源配置存量和流量，于是在市场竞争中容易取得资源的最优利用与最优产出，因此在下一轮资源重新调整配置时将更有可能继续保持优势地位。

对于在前一轮资源配置竞争中处于劣势的供给主体，如果通过提高生产技术、改良产品结构、加强经营管理效率等方式，在新一轮市场竞争中充分有效利用了自身有限的资源，会得到市场竞争机制的优胜奖励，实现绩效提升，增强自身的市场竞争力。此时供需机制发生作用，市场上该供给主体提供的产品的需求量会增加。因此在下一轮资源配置竞赛中，供需机制作用下，资源配置流向发生变化，新增资源流量将会是有助于该供给主体市场竞争地位提升的。完全市场化条件下，供需机制作用直接影响资源配置流向选择，接着，价格机制运作直接决定资源配置流向。然而，对于拥有合理资源配置的供给主体，如果在竞争机制作用下没能充分有效利用自身资源配置优势，将会被淘汰。竞争机制直接影响资源利用率。随着市场竞争关系的展开，供需结构得以重新调整，然后形成了新的资源配置格局。以上过程循环往复，就是市场经济的市场机制配置资源的一般机制。

四、医疗服务属性决定完全市场会出现资源配置不合理

单纯依靠市场机制配置公共卫生服务和基本医疗资源会出现供给不足，这部分市场失灵需要政府干预来缓解。医疗服务需求是健康的引致需求，会出现缺乏支付能力却又实际需要的医疗服务，放任市场机制供给这部分医疗服务会造成因病致贫、有病不能医等现象，也会引致支付能力高者对预防保健类医疗服务需求甚于治疗类医疗服务需求的情况。于是，有限的医疗资源遵循价格机制流向高端需求，最基本的低端需求可能无法得到满足。纯靠市场机制，医疗资源配置会出现更多配置在私人品部分，而公共品和准公共品部分供给不足。

从经济绩效角度看，只依靠市场机制配置医疗资源是高效的。此时，医疗资源配置不是公平的，支付能力高者比支付能力低者拥有并使用更多医疗资源。但是，医疗服务具备普遍服务性，任由有限的医疗资源过多用于满足预防保健类医疗服务需求，而放任生活在贫困线以下的公民连最基本医疗服务需求都得不到满足，当情况变得严重和极端时，容易引致诸多社会问题。

医疗资源不公平配置会存在于现实中，在一定程度上是合理且有效率的。但当医疗资源配置不合理程度严重到引起社会公愤、医患矛盾紧张、医患冲突频发时，为了社会稳定和谐，出于人道主义，有必要通过互助共济方式改变医疗资源配置。实现互助共济的制度安排可以是政府干预，也可以是教会、慈善福利机构建立。基于医疗服务品的自然属性，图 3 - 1 描绘了完全市场化的医疗资源配置运行机制，

会出现医疗资源配置不公平。

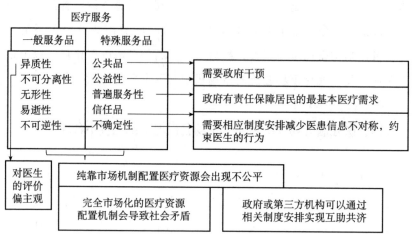

图 3 - 1　完全市场化的医疗资源配置机制

第二节　时间维度下中国医疗资源的配置机制

任何资源配置都是一个动态过程，医疗资源在中国的配置更是具有鲜明的时代演变特征。新中国成立以来，中国医疗服务提供的特殊性主要体现在三方面：医疗卫生体制变迁路径差异导致城乡医疗服务提供差异出现；财政补偿体制演变引致公立医院垄断；医院评级制度导致不同等级医院自生能力差异。

一、医疗卫生体制变迁与城乡医疗资源配置

新中国成立初期，中国医疗资源匮乏，国民健康水平低下。医疗服务行业百废待兴，在公有制基础上建立起苏联式的全民医疗，当时医疗服务由政府提供，城市与农村医疗卫生体制各自相对独立。

（一）中国城市医疗卫生体制变迁与城市医疗资源配置

从新中国成立至今，中国城市医疗卫生体制经历了从全包到市场化、再到基本医疗保险全覆盖的过程。图3－2描绘了新中国成立以来中国城市医疗资源配置的变迁过程。

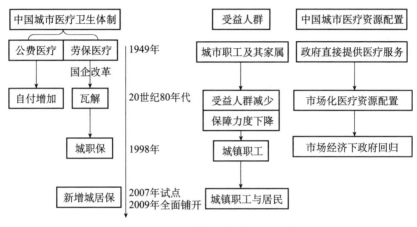

图3－2　中国城市医疗资源配置变迁

1. 公费医疗和劳保医疗全包阶段

新中国成立初期，在医疗资源总供给极度匮乏及政府财力有限的条件下，政府财政仅承担城市职工及其家属的医疗保障责任，建立了公费医疗和劳保医疗制度。此阶段城市医疗服务全部由政府直接提供。

城市医疗卫生当初实行计划体制，有历史合理性。当时的外部环境是：整体社会经济为计划体制，居民收入水平很低且高度平均，传染病、寄生虫病和地方病是威胁居民生命健康的最主要疾病，医疗卫生技术亟待普及。医疗卫生计划体制与当时的外部环境相适应，主要特征是：免费医疗、公有制、弱激励、财政补偿供方、行政等级化体系、管办合一、准入控制、压低医疗服务价格等。这些制度安排共同构成了互补性的系统，彼此协调、相互支撑。

2. 逐步放开实行市场化阶段

城市医疗卫生走出计划体制，是顺势而为。因为外部环境发生了重大变化：整体社会经济走向市场体制，居民收入水平显著提高且差距拉大，慢性、非传染性疾病在居民患病结构中占比上升，医疗卫生人员素质普遍提高。这些变化不可逆转，医疗卫生计划体制不再与外部环境相适应，转型势在必行。此阶段政府直接提供医疗服务的比例大幅下降，行业市场化程度逐步增强。

20 世纪 80 年代，公费医疗制度开始出现改变，方向是增加患者自付水平。随着国企改革深化，劳保医疗制度逐步瓦解。1998 年劳保医疗改为城镇职工基本医疗保险。随着下岗职工的增多，受到城镇职工基本医疗保险保障的人群越来越少，保障力度越来越低。城市基本医疗保障制度长期缺位，患者一下子被推到医疗市场之中，全凭家庭财力承担医疗费用。个人（家庭）收入水平直接决定了就医选择，医疗服务利用的不公平随之而生。

3. 政府回归阶段

2003 年"非典"暴发使舆论和政策开始转变，政府回归保障基本医疗服务的责任和义务被提出。2006 年开始，政府在全国范围加大城市基层医疗卫生机构的建设力度，逐渐形成新型社区卫生服务体制，"强基层、保基本"。2007 年，城镇居民基本医疗保险开始试点，2009 年大规模铺开。至此，医疗服务需方体制新框架才基本确立。2009 年新医改启动，进一步强调政府在医疗卫生领域的责任。直至今日，政府在提供公共卫生服务和基本医疗服务方面的责任已获公认，但政府责任的贯彻落实亟待快速实现。

政府主导社区卫生服务体系体现在如下三方面：①再度强调行政等级化的三级医疗卫生体系。社区卫生服务机构主要提供公共卫生服务（疾病预防控制等），一般常见病、多发病等初级诊疗服务，慢性病管理和康复服务。政府要求城市医院通过技术支持、人员培训等方式，带动社区卫生服务持续发展。②严格核定人员编制，实行收支两条线，明确收支范围标准，核定任务、核定收支，按"绩效考核"发放补助。政府举办的城市社区卫生服务中心（站），财政保障基本建设经费、设备购置经费、人员经费、承担公共卫生服务的业务经费。③实行基本药物制度，基层医疗卫生机构全部配备使用基本药物，药品零差率销售。

（二）中国农村医疗卫生体制变迁与农村医疗资源配置

从新中国成立至今，中国农村医疗卫生体制经历了从合作医疗制度到瓦解，再到以政府顶层政策之力构建新型农村合作医疗制度，逐渐同城镇居民基本医保制度相整合的过程。图 3－3 描绘了 1949 年以来中国农村医疗资源配置的变迁过程。

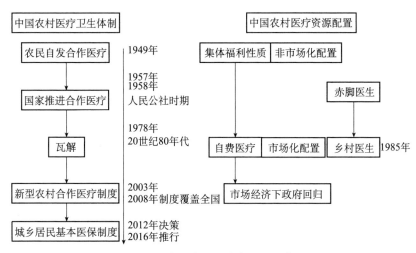

图 3－3　中国农村医疗资源配置变迁

1. 合作医疗制度从农民自发创制到国家推进阶段

从 1949 年到 1957 年，农民的医疗保障附着在土地保障之上。基于合作社经济互助共济理念和经验，农民自发创建了传统的合作医疗制度。从 1958 年到 1978 年，人民公社时期，合作医疗制度从农民自发创制的社区医疗保障制度变迁为国家推进的强制性集体福利保障制度。

赤脚医生是农村合作医疗制度的一个重要产物，他们是乡村中没有纳入国家编制的非正式医生，其出现和壮大对于中国农村卫生史具有特殊意义：缓解了我国广大农村地区缺医少药的问题，在广大农村地区普及基本卫生知识、除"四害"、根除血吸虫病等方面做出了巨大贡献。赤脚医生通常掌握一定的医学知识，可以治疗常见病，能为产妇接生，主要任务是降低婴儿死亡率和根除传染病。截至1977年底，全国85%的生产大队实行了合作医疗，赤脚医生数量超过150万名。此阶段赤脚医生包揽了农村公共卫生服务和部分基本医疗服务，为各类传染病的控制、婴儿死亡率的下降、居民预期寿命的提高做出了贡献。显著的成就是逐渐控制住各类传染病，消灭了鼠疫、霍乱、天花。新中国成立前居民预期寿命在35岁左右，1981年提高到67.9岁；新中国成立前婴儿死亡率高达200‰，1981年降到34.7‰，足见此阶段的农村合作医疗制度为广大农民带来了显著的健康福利结果。

2. 市场化改革使得合作医疗制度瓦解阶段

20世纪80年代后，合作医疗制度瓦解，主因是家庭联产承包责任制的推行。1985年全国实行合作医疗制度的行政村由过去的90%锐减至5%，到了1989年，该数值是4.8%，可见当初轰轰烈烈的合作医疗制度本身是不稳定、难以长期持续的。赤脚医生也不复存在，因为他们失去了政治与经济依托，一部分转变为个体开业者，更多的是被时代淘汰。1985年卫生部宣布取消"赤脚医生"的名称，经考核合格者转为乡村医生。这一改变实质上使得在农村负责提供公共卫生服务的医生彻底市场化，至此计划免疫、公共卫生、改水改厕等工作遭到严重削弱，迅速瓦解了农村基层卫生防疫网络。

合作医疗制度的快速瓦解和赤脚医生的大量消失，导致农村初级卫生保健服务陷入困境，农民没有任何医疗保障，全部重返自费医疗。此阶段中国农村地区市场失灵与政府缺位叠加，"看病难、看病贵"问题毫无疑问愈演愈烈。

3. 新农合制度构建和发展阶段

2002 年始，自上而下以顶层政策之力开始构建新型农村合作医疗制度。《乡村医生从业管理条例》于 2003 年公布，政府开始重建农村基本医疗服务体系。2008 年，新农合实现了制度覆盖全国。实际参合人数不断上升，新型农村合作医疗覆盖面也在持续扩大。尽管保障水平相比城镇职工基本医疗保险而言很低，但总算是弥补了长期的政府缺位失职。2012 年党的十八大报告决策整合城乡基本医保制度及其管理经办体制。2016 年至今，自上而下全力推进城乡基本医保制度整合工作一直没有停止。此阶段农村医疗服务供给受到了诸多政府倾斜式补助。

时至今日，城市和农村的卫生体制变迁仍在持续进行中，未来的大趋势是城乡卫生体制合二为一，城乡居民医疗保险的合并即是整合趋势的明证之一。前文从时间维度上，分别叙述了中国城市和农村医疗卫生体制变迁，在医疗资源初始配置阶段，城市和农村就存在差距。当时配置城乡二元性具有一定的合理性，因为经济社会发展水平制约，将有限的医疗资源有差异地配置到城市和农村，是有利于提高当时医疗资源利用效率的。但是随着市场化进程，城乡差距越来越大，医疗资源配置的动态变化朝着配置不合理日趋严重的方向发展。在经济社会实现迅猛发展的今天，医疗资源配置的城乡二元性仍然存在，城乡医疗资源配置差距巨大，资源配置效率也存在差异。虽然政府在现阶段一直在抚平城乡二元性，但不可否认，在当前和今后相当长的一段时间内，城乡医疗资源配置二元性会一直存在，但是差距会越来越小。

二、财政补偿政策演变及其影响医疗资源配置机制

新中国成立以来政府对医疗服务行业的财政补偿政策经历了多次变化，直接影响了医疗资源配置机制。

（一）财政补偿政策演变特点

财政补偿政策是政府管理医疗服务行业（尤其是公立医院）的一个重要渠道。通过给予公立医院财政补偿，政府获得公立医院所提供服务的定价权，更重要的是，政府基于财政补偿获得对公立医院职工编制及其薪酬的裁定权。

新中国成立以来政府对医疗服务行业的财政补偿政策演变经历了从直接补偿逐渐转为间接补偿的方式，可分为以下六个阶段：

①1949—1959 年，财政对医院实施"收支两条线"管理，医院收支结余不能留用，必须全部上缴财政。②1960—1978 年，公立医院可以留用结余，但财政补偿范围大幅度收缩，结余可用的范围也被严格限定。③1979—1984 年，财政不再对公立医院人员工资全包，同时医疗服务收费有所上调，结余留用的自主分配权有所增加。④1985—1996 年，医疗卫生体制改革开始，政策上扩大了公立医疗机构的自主权，鼓励企业化经营。⑤1997—2008 年，城镇职工医保、新型农村合作医疗和城镇居民医保分别于 1998 年、2003 年和 2007 年建立，后两者资金大部分来自财政直接补贴。社会医疗保障的建立，事实上形成了财政对公立医疗机构的间接补偿机制。尽管制度设计之初，本意对公立、非公立医疗机构一视同仁，凡医保定点医疗机构均可获得医保基金给付。但实际上，非公立医疗机构获取医保定点资格艰难，医保定点机构仍以公立医疗机构为绝对主体，公立医疗机构仍然是医保基金补偿的主要流向。⑥2009 年至今，公立医院补偿机制改革有待进一步明确财政补偿范围，建立法人治理结构。

（二）财政补偿政策影响医疗资源配置机制

长期以来，财政补偿政策直接影响医疗资源配置过程，具体表现为区域间及区域内部不同类型医疗机构在获取医疗资源能力方面的差异。

我国的卫生财政投入体制实施的是"分级管理、分灶吃饭"体制，即省级医院由省级财政补偿，县级医院由县级财政补偿。不同地区经济发展水平不一，财政收入总量各不相同，财政充裕程度不一，财政支出中用于医疗卫生服务的经费地区差异很大。此外，不同行政级别的政府可支配的财政支出量差异很大。由此，位处经济社会发达程度越高的医院、行政级别越高的医院，越能够获得更多的财政投入。

本身经济发达地区医疗服务需求的多样化程度相对更高，随着需求在数量上的扩张、在结构上的变化和在质量要求上的提升，在供需机制作用下，就算没有财政补偿，医疗服务供给也会扩张。考虑财政补偿力度与地区经济发达程度正相关，当存在财政补偿政策时，医疗服务供给主体可支配的医疗资源数量更多、质量更好，供给扩张以适应需求变动的灵敏度也越高。因此，不同地区、不同等级的医院之间在医疗资源配置能力的差距在财政补偿政策影响下不断加大。

以上讨论的财政补偿政策对医疗资源配置的影响主要体现在供需机制方面。事实上，财政补偿政策使得政府拥有医疗服务定价权，市场价格机制无法发挥调整资源配置流向的作用。而政府拥有对公立医院职工编制及其薪酬的裁定权，这表明完全市场化下的工资机制在这里不起作用。虽然政府早已不再全包医卫人员工资，但是公立医院职工编制管制一直存在，工资机制影响医卫人员工作积极性的能力相对有限。

市场化机制下建立的社会医疗保障体系，尽管在医保定点资格制度设计上并没有歧视非公立医疗机构，然而制度实际施行时公立与非公立医疗机构差别巨大：现实状况是非公立医疗机构获取医保定点资格一直困难重重，大多数医保定点医院是公立医疗机构。如此，政府对医疗服务行业的财政补偿绝大部分流向了公立医疗机构，非公立医疗机构很少甚至几乎没有获得财政补偿。这导致公立医疗机构经营成本明显低于非公立医疗机构，在获取医疗资源难易度方面拉开了距离。图3-4详述了1949年以来中国政府对医疗服务行业的财政补偿政策演变过程，并剖析了政府干预如何造就了当前中国医疗资源配置的特殊特征。

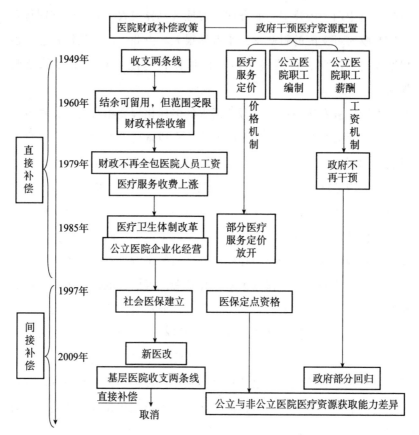

图3-4　财政补偿政策演变及其影响医疗资源配置机制

三、医院评级制度影响不同等级医院之间的资源配置机制

计划经济时期，中国迅速建立起基层卫生组织，形成了城乡三级医疗网络。各等级医院的建立比起市场机制引导，更多体现的是政府意志。国家依据医院规模、科研方向、人才技术力量、医疗硬件设备

等标准统一对医院资质进行评定。按照《医院分级管理标准》，医院经过评审，共分三级十等。

（一）医院评级制度兼具政府背书和同行评议的特征

中国的医院评级制度具有不同于别国的独特特征，医院评级的取得依赖于政府评定而不是市场评价，因此医院评级制度具备政府背书的特性。从颁发医院等级铭牌的机构也可以看出医院评级制度的政府背书特性，如地方医院等级评定铭牌由国家卫健委、省级卫健委颁发。医院评级的背后是政府作为权威机构对医院医疗服务能力的评价。

从实际参与医院评级工作的人员来看，中国的医院评级制度具备同行评议特征。不同行政级别的医院由相应级别的卫生行政部门牵头组织专家进行评审。实际进行医院评级工作时，参与人员均是医疗服务行业的专业人士，所以医院评级制度具有同行评议性质，可以作为缓解医患间信息不对称的一种信号，在一定程度上反映了医院的医疗服务能力、资源配置水平与长期运营能力等无法直接观测的信息。医院等级信息客观上能够发挥信号功能，影响患者的就医选择和医生的从医决策。

（二）中国的医院评级信息并不是真正意义上的市场信号

中国医院评级的取得依赖于政府评价，而不是市场评价，因此医院等级是政府主导下形成的行政式声誉信号。从颁发医院等级铭牌的机构都是政府机构来看，中国的医院等级并不是真正意义上的市场信号，尽管医院等级具备信号功能。

中国医院等级划分的标准和指标是相当具体的，主要包括医院的规模、技术水平、医疗设备、管理水平和医院质量五方面的内容，每一方面的内容又包括好几项小的要求和指标。如医院的规模包括床位设置、建筑、人员配备、科室设置等四方面的要求和指标；医院的管理水平包括院长的素质、人事管理、经济效益等七方面的要求与指标；医院质量包括诊断质量、治疗质量、护理质量等方面的要求与指标。因此，医院评级制度具备一定的客观性，作为声誉信号可以反映出医院真实的医疗服务水平。

然而，医院分级分等标准有些过于看重医院规模等硬性指标，而相对忽视实际医疗服务质量和体验等偏主观性指标。如等级标准中对住院床位总数、每床卫生技术人员数、各类医卫人员数、每床建筑面积等均有严格的规定。因此，规模大的医院更有可能获得高等级的评定。而对于经营范围狭小的私立医院，就算其提供的医疗服务质量佳、服务体验优，但囿于床位、各类医卫人员、医院建筑面积等限制，很可能无法获得与其医疗服务质量相匹配的高评级。

（三）不同等级医院的自生能力差异巨大

计划经济时期，全民医保强制首诊在低等级医院，层层上转的方式。当时并不是靠市场机制配置医疗资源，医院不存在自生能力的问题，医院评级制度的建立引导和促进了有限医疗资源的优化配置和合理利用。之后的市场化改革放开了患者首诊医院等级的选择，此时医院自生能力对于其存续经营具有重要意义。所有医院都被暴露在市场竞争中自主经营，不同等级医院资源禀赋差异明显，市场竞争的结果是：原本处于资源禀赋优势地位的高等级医院，最终明显处于市场竞争优势地位，其自生能力远强于低等级医院。

医疗服务需求侧经历市场化改革放开后，患者的首诊就医选择大量集中到高等级医院，增加医疗服务供给以满足不断攀升的就医需求是高等级医院的理性选择，由此带来医院营业收入的提高。高等级医院获得的营业收入，可以用于增加固定资产投资扩大服务产能，如此会吸引更多患者就医。因此高等级医院在市场竞争中巩固甚至加强了其自生能力。

对于低等级医院而言，医疗需求越来越少，营业收入自然也越来越少，但现有的医卫人员需要定期发放工资、已有的固定资产仍在折旧，其经营越来越艰难，甚至一些医院无法存续。

第三节　供需双方动态变化视角下
中国医疗资源配置机制

中国当前医疗资源配置运行机制，是市场机制和政府管制共同作用的结果。医疗服务供给方和需求方一直处于动态变化过程中。

一、市场供需机制配置中国医疗资源的机制

从计划经济到市场经济，中国医疗服务行业的供方和需方都经历了诸多变化和改革。长期以来，需求端在医疗服务种类、数量、结构、质量等方面出现了很大的变化。面对不断进化的需求，供给侧也在不断调整医疗服务供给的以上诸多方面，以满足需求。在当前市场经济环境下，竞争机制引发供需机制起作用，决定着医疗资源的合理配置方向。

（一）医疗服务需求升级与资源配置机制

时至今日，医疗服务行业需求端沿着市场化改革步伐，市场中对医疗服务的需求呈现出精细化发展趋势。随着经济社会的发展和人民生活水平的提高，居民对医疗服务的需求由为了治愈疾病实现生存，更多转向为了健康而消费预防性医疗服务。需求端医疗服务种类由过去传染性疾病占主体，转向为非传染性疾病和慢性病占主体。需求的医疗服务种类发生变化，于是对诊疗结果的诉求也发生了变化。传染性疾病患病特征明显，确诊较容易，消费者追求的是疾病传染性的遏制。故患者更关注疾病本身是否得到治愈或病情得到控制，对服务体

验等的要求不高。这主要是经济社会发展水平决定的，整个社会环境是各类医疗资源都是稀缺的，有效利用有限医疗资源的标准更多体现在疾病的治疗上，而对服务态度、质量、体验等的附加要求不是不存在，只是没有足够的医疗资源配置。患者苦苦追求可以看上病时，根本无暇顾及就诊环境差、排队、就医体验差等附带因素。

然而，当前整个社会的医疗资源总量较之过去，有了巨大的飞跃，居民看病的容易度大大提升。但是疾病类型的变化导致了确诊难度的变化，通常非传染病，尤其是慢性病的确诊比传染性疾病难，主要是因为病症表征的复杂性大大上升。于是患者消费医疗服务时，不再只是追求可以达到最低限度的就诊要求，而是出现较高的医疗服务质量要求。因为使用优质的医疗资源后，就诊后确诊真实病情的可能性更高。与此同时，由于居民收入水平的提高，就诊排队时间成本上升，于是出现一部分人愿意为了拥有更好的就诊环境而多付费的情况，即医疗服务需求的多样化在各个维度都出现了延伸与拓展，患者对期望的医疗服务有了更精细的要求。在需求出现升级的背景下，医疗资源配置呈现出对优质服务的需求激增的情况。

（二）供给侧的调整与医疗资源配置机制

相比过去医疗资源短缺的状况，当前更多表现出优质医疗资源短缺的情况。随着经济社会的发展，在资源配置总量上明显不足的情况出现了根本性的好转，当前医疗资源总量是相对充裕的，市场中存在各种类型的医疗服务供给主体。然而，医疗服务需求端实行市场化改革比供给侧早，也比供给侧彻底。供给侧改革相对滞后和保守，并没有紧紧跟上需求端变化，直接影响了医疗资源配置的运行机制。

随着经济社会发展、疾病谱变化、老龄化程度加深等，医疗服务需求量激增倒逼供给增加。但是不可忽视的现实情况是：医疗服务供给能力提升远赶不上不断攀升的需求。尤其是在优质医疗服务供给领域，长期处于供不应求状态。此时供需机制作用，确实决定着医疗服务合理配置的方向。但是市场价格机制作用有限——政府管制着价格，于是资源配置的流动无法完全顺应市场化要求，结果是医疗资源流向没能完全朝着合理配置的方向流动。

二、政府管制下医疗资源配置机制

由于医疗服务品的特殊性，医疗服务行业会出现市场失灵，需要政府干预。在计划经济时期，医疗资源配置完全由政府机制管理，当时低水平全民覆盖的医疗资源配置方式具有历史合理性：迅速控制住各类传染病，消灭了鼠疫、霍乱、天花，保障了全民享有公共卫生服务。然而转向市场经济后，历史延续至今的诸多政府管制直接负向影响着医疗资源配置机制。

（一）进入管制与医疗服务主体有效竞争

医疗服务是典型的专家服务，对专业性和技术性的要求很高，为居民提供医疗服务的主体（医院和医生）应该具备一定的资质才可以执业。通常相关法律条文、政策法规、行业协会制度等都对医疗服务的供给者有一些硬性规定和要求。因此医疗服务行业存在一定的进入门槛。理论上，这些进入壁垒是为了保证所有生产出来的医疗服务都有一定的质量下限和安全性。

由于行业特殊性和历史原因，中国医疗服务行业有严格的进入管制。其中进入壁垒表现得最明显的一个领域是私立医院。虽然政府不断出台鼓励社会资本进入医疗服务行业的政策，但是在实际操作中，医疗服务领域中有许多地方并不对民营资本开放，有些地方虽然单从政府政策条文角度看是开放的，但实际执行过程中存在玻璃天花板，民营资本根本无法进入。公立医院往往享有优惠待遇和优势市场地位，在市场准入环节就已经具备领先于私立医院的优势。这直接导致私立医院难以同公立医院平等竞争。公立医院不论是在规模上，还是在承接的医疗服务业务量上，都处于行业垄断者地位。而私立医院大多只能寻找公立医院不愿意或未涉足的医疗服务领域，在夹缝中求生存。

对于新兴的医疗机构种类，政府的进入管制更是极其严格。如互联网医院需要有线下实体医院，没有实体医院的，只有拿到了牌照才有资格进行线上的诊断服务。

由于上述进入壁垒的存在，医疗服务主体（尤其是私立医院）在数量上难以迅速增加，整个行业内部不同类型医疗机构的结构比例被相对固化。总体上，中国多种形式的医疗服务主体不足，不仅是数量上而且更是规模上私立医院不足，因此行业缺乏充分活跃的竞争机制，各医疗服务主体之间有效竞争不足。

（二）评级制度管制与各等级医院医疗资源配置

中国医院评级制度对各类型医疗服务供给主体的影响很大。前文已详述各医院的等级信息作为消费者决定其就诊医院和医生的信号，造成医疗资源在不同等级医院间的动态流动，形成极不均衡的资源配置：医疗资源供给侧的人、财、物纷纷向高等级医院汇集，低等级医院被"抽空"其所具备的医疗服务能力和提供的医疗服务内容品质。

这种不均衡的资源配置结构进一步激化患者的不合理就医行为：高等级医院占有越来越多的优质医疗资源，所以会吸引更多的就诊病人；低等级医院的人力医疗资源质量的平均水平下降、物力医疗资源老旧，愿意选择去低等级医院的患者自然越来越少。高等级医院面临着日益加剧的供不应求，医疗资源利用效率虽然看似很高，但不排除资源重复配置和过度医疗现象。低等级医院由于可提供的医疗服务平均质量水平下降，面对日益减少的就诊患者，即使看似可以充分利用现有资源，花更多精力让患者提高服务体验，但就医疗服务结果而言，效率低下的可能性较高。

由此可知，医院评级制度会造成不同等级医院之间的市场竞争实力差距拉大，导致高、低等级医院在医疗资源占有方面的显著差异。

（三）人力生产要素流动管制与医疗资源配置

因为医疗服务行业存在进入和医院评级管制，行业有效竞争同无任何管制时相比是不足的。因为物力医疗资源的物理特征和自然属性，其流动性不高。理论上人力医疗资源的流动性相比物力医疗资源会比较高。但现实情况是：人力医疗资源的流动性很弱。原因是：①人力医疗资源（尤其是优质医生）的行业进入壁垒比较高，各种类型的医卫人员都需要拥有相应的资质（凭证上岗），所以新增的人力医疗资源是受限的；②现有人力医疗资源存量的流动壁垒高，既有医卫人员自身客观、主观原因的限制，又有外界环境的限制，而且常常是外界环境严重阻碍人力资本的有效流动。如法律、制度因素不允许医生多点执业；政策要求远程医疗诊断服务必须通过医疗机构来进行；医生个人自主性严格受限。即便如此，并不是说医疗服务人力、物力生产要素不能流动，但不可否认的是，排除受到自然因素而无法实现的流动性，因政府不合理规定（明文和非明文），本可实现的医疗服务生产要素流动，其真正可流动性相当弱，现实中已有的流动多属"暗箱"操作。

流动性不足必然造成现有各类医疗资源配置日益僵化，资源配置流量难以流向合理医疗资源配置状态，导致医疗资源利用效率越来越低下。

（四）价格管制与医疗资源配置

中国医疗服务行业存在全面而严格的价格管制，多达数千种医疗服务具体项目和药品价格受到政府管制，这对医疗资源配置的影响主要体现在人力生产要素——医生的出诊行为方面。医生不合理出诊行为正是在严格价格管制背景下发生的。医生的不合理出诊行为大致可分为过度医疗和医疗不足，即对支付能力高者小病大治和对支付能力低者大病小治。过度医疗通常有两种方式：过度检查（如让患者接受一些本不必要的医学检查项目）和过度治疗（如给患者实施本不必要的手术）。

1. 不存在价格管制的情况

假设不存在任何价格管制，医生可以对每一位前来就诊的患者自由制定价格。这种情况下，如果医疗服务行业竞争足够充分，那么医生对每个环节的收费都将是按照边际成本定价，患者占有全部的剩余，医生获得正常利润，此时医患双方都达到各自效用最大化状态，整个社会福利不存在净损失；就算行业竞争不充分，假设医生处于垄断地位，定价方式是按照患者的支付意愿来收费的，此时医生获得全部剩余，医患双方都达到各自效用最大化状态，整个社会也不存在福利净损失。

值得注意的是，医生按照患者支付能力收费时可能出现不足以弥补医生成本支出的情况。此时，医生的最优策略是按照患者支付能力实施相应程度的治疗，即此时存在医疗不足的情况。

没有价格管制且医生拥有自主定价权时，医生没有动机对患者实施过度医疗，因为成本大于收益。但是会对支付能力弱的患者实施医疗不足，此时医生提供给患者的不足医疗服务正好让医生收支平衡。尤其是将声誉、患者对医生的信任度等加入医生的效用函数时，对支付能力足够的患者，医生按照实际病情对其实施有效率的治疗（大病大治、小病小治）是医生的最优策略；对支付能力不足的患者，医生会根据其具体的支付能力给予相应程度的治疗。

虽然不存在价格管制时医疗服务行业可以自行达到医患双方效用最大化，也不存在社会福利损失，但对支付能力弱的患者来说，由于资金限制，其并没有得到充分的治疗。而医生提供医疗服务的成本通常是很高的，从前文分析的执业医生的高额机会成本即可证实。而且医疗服务品具备一系列的特性，患病具有很大的随机性和偶发性，而且通常情况下，因为收入低者生活环境相对较差，其患病的可能性比收入高者更高。因此，可以预见的是，当不存在价格管制时，现实存在的医疗服务交易量会减少。可能是因为患者实际需要的医疗服务项目种类减少，更多原因可能是看不起病：有病却没有支付能力的患者要么只得到部分治疗，要么被市场排除在外。

2. 存在诊费管制的情况

每一位公民都有公平享受基本医疗保障的权利，政府为了保障这项公民基本权利，通过管制诊费价格的方式，将诊费调整到市场均衡价格之下，让更多公民有能力进行医疗服务消费。虽然初衷是好的，却造成了医生不合理出诊行为，最后结果也并不一定真正让公民以低廉的价格获得基本医疗服务。具体原因分析如下：

当存在最高上限的诊费管制时，确实会有更多患者愿意支付也支付得起挂号费，可以选择就医确诊病情，但医生在诊费环节是付出大于收益的，这不符合医生个人效用最大化的要求。于是处于信息优势方的医生会在其他环节增加收益以弥补诊费环节的效用损失，过度检查、增加不必要的治疗项目、增加药品种类和数量、提高药价等都是可行的办法。考虑到前三种方法都伴随着医生需要有额外的付出，因此提高药价似乎是成本最低的做法。

另一方面，由于药价提高，很多就诊患者会选择只去找医生看病检查确诊病情，得到医生开的处方后，选择去医院之外的药店购买相应药物。在此状况下，医生提高药价的做法并不能实际弥补其在诊费环节的福利损失。针对患者只看病不拿药的做法，医生有如下应对策略：将处方写得隐晦，同时与医院药剂房的药师合谋，保证只有该医院的药师了解医生的处方内容，其他人都看不懂；虽然会有额外成本支出，但为了弥补诊断不拿药患者导致的效用损失，医生仍会适当增加过度检查、过度治疗、过度用药等行为，边际条件是增加这些过度医疗行为带来的收益在弥补成本支出的同时，也能弥补诊费环节的效用损失。

综上可知，当存在诊费管制时，虽然表面上可以让低收入者也支付得起挂号费。但实际上，医生会通过在其他环节过度医疗和提高药价等方式弥补其在诊费环节的效用损失。从全局来看，诊费管制不一定会解决医疗不足的困境，反倒是会引致医生不合理出诊行为，造成不必要的成本支出和整个社会福利损失。

3. 既存在诊费管制又存在药价管制的情况

中国医疗服务各环节都存在价格管制。虽然取消药品价格加成、取消耗材加成、设立医事服务费等政策措施在不断出台，但是政府仍握有多项医疗服务价格调整权力。实际上医疗服务价格是物价主管部门和卫生行政部门统一管理的，并不是任由医院、医生自行定价。从政府规定药品价格加成率到规定药品零加成，并不是政府放松管制的过程，而是政府更换管制的具体内容的过程。不可否认，政府在采购、储藏、销售药品时均会出现成本支出。规定药品零加成即是不允许医院收回药品流转过程中的成本损耗。于是，医院通过别的环节和渠道弥补这部分损失，最典型的方式仍然是同前所述的过度医疗。可见政府更改管制的具体内容并不会消除医生的不合理出诊行为。

当政府管制诊费的上限时，规定药品价格加成率相当于允许医生从药品销售中获利以弥补其在诊费环节的效用损失，这相当于政府规定了诊费环节的过低的要价通过药价加成弥补。理论上，如果政府能让药价加成的额外收益恰好弥补诊费环节的损失，那么医生再无必要增加无谓的诊疗项目。可以认为诊费管制条件下，药价管制是社会福利次优状态。然而现实情况却是医生过度医疗行为仍然存在，患者的不满情绪日益上涨。最主要的原因是政府很难清楚了解医疗服务各环节的真实价值，几乎不可能做到让药价加成的额外收益恰好弥补诊费环节的损失。医疗服务内部各环节定价的行政管制，引发医生的过度医疗行为。

为了缓解医疗服务各环节的定价不合理现象，让各环节价格形成机制回到实际价值水平，政府取消挂号费、诊疗费，取消药价加成，设立医事服务费。但这种做法只是让医疗服务价格从名目上看是按照成本定价的，仅此而已。完全没有纠正行业内医生过度医疗行为，更没有立竿见影地缓解患者就医经济负担。这可能是政策实施的时滞造成的，更可能是政府换汤不换药的管制造成的。

综上可知，政府价格管制影响医疗资源配置的途径是直接干预医生出诊行为。

三、竞争机制与政府管制共同配置医疗资源的机制

中国现实的医疗资源配置机制既有市场机制发挥作用，又有政府管制在其中施加影响。不同等级医院之间在建立之初就存在医疗资源占有方面的显著差异，这在医疗资源总量有限的当时具备一定的合理性。但随着市场化改革的推进，不同等级医院因资源禀赋差异，在政府管制和竞争机制双重作用下，实际配置现实医疗资源能力存在显著差异。

（一）医疗服务需求缺乏引导与高等级医院资源占有

从计划经济转向市场经济之后，私立医院得以快速发展，患者表面上拥有更多的就医选择权，但其实不然。医疗服务的不可逆性和信任品属性决定了消费者对价格并不敏感，反而非常在意质量。尽管不同患者存在支付能力差异，但供给侧改革相对滞后，医疗服务定价权仍掌握在政府手中，长期医疗服务价格一直是行政低价。因此，患者就医选择的影响因素中医疗服务质量占据最大比重。市场中覆盖最广泛且最受患者信赖的医疗服务质量信号是医院级别信息。由于中国医院评级制度具备行政式声誉信号特性，私立医院常常因规模不够而被评为较低等级，高等级医院多是公立医院。于是，居民在自主选择就诊医院和医生类型时，更倾向于选择高等级医院，更信赖大医院和名医生。

无论轻病重病，患者全都蜂拥到高等级医院就诊，这是医疗服务

需求不理性的表现。长期以来，居民就医选择的不理性行为一直存在，且缺乏实际有效的引导。虽然政府出台了分级诊疗制度等政策，但多数流于表面，并没有落实，没能真正改变患者自主选择就医时的效用函数。

因此，缺乏引导的医疗服务需求致使医疗资源配置流向朝着高等级医院流动，经过市场竞争后，高等级医院在医疗资源占有上的优势越来越明显。

（二）高等级医院医疗资源配置

因为患者信赖高等级医院，纷纷前去就医，造成就诊患者拥挤现象。

1. 医疗服务消费需求集中在高等级医院的原因

医疗服务行业存在医患信息不对称，会出现逆向选择现象，降低市场交易效率。当存在大量逆向选择时，患者在选择就诊医院和医生之前需要支付搜寻成本，这种成本以市场信号形式存在。

医生向患者提供医疗服务的过程，是医生利用其专业医学知识为患者提供可提升患者健康状况的专家服务。每一位医生各自拥有特定的医学知识储备和从医经验积累，这构成了各位医生的医术水平。医术在某种程度上是医生私人的专有财产，医术在医生之间的传递转移是可能的，但既需要花费很长时间又很难完全转移。而医术在医患之间传递转移更加艰难，或者可以认为是不可能实现的。

通常情况下，医术水平高的医生准确诊断出患者真实病情的概率更高，患者接受其提供的治疗之后康复的概率也越高。又加上医疗服务的不可逆转性，当条件允许时，患者会尽可能地选择医术高明的医生为自己提供医疗服务。但是患者如何判别一位医生的医术水平呢？

一种方法是看医生工作的医院的等级。因为大部分医生是事业编制，隶属于所在医院。查看医生所在医院的等级可以了解该医生的平均医术水平信息。平均而言，在高等级医院工作的医生医术水平较高。评级就是缓解医疗领域信息不对称的一种有效信号。中国医院等级评定，反映了医院的医疗服务能力，客观上可以发挥信号功能。只是，医院评级的公信力更多依赖于政府评价而不是市场评价，是一种政府主导下形成的行政性声誉。相比广告、口耳相传等，医院等级评定兼具"政府背书"和"同行评议"特征，更具广泛性和公信力。

患者依据医院评级信号对大医院和名医生的信赖程度必定高于对基层医疗机构的信赖程度。由于医疗服务品的信任品性和不可逆性，消费者在选择医疗服务类型时相比价格优势更看重质量优势，而且当前中国患者就医选择是自由的，于是造成患者大量涌入高等级医院就医的现象。

另一种方法是选择知名度高、口碑好的医生。名医生之所以知名就是因为其在专业领域医术水平高，而且名医生的工作地点通常都在高等级医院。从概率角度看，患者对高等级医院和名医生更信赖是理性的，因为高等级医院和名医生的平均医术水平确实更高。因此，患者倾向于去高等级医院就诊是情有可原的。医疗服务消费需求集中在高等级医院是自然选择的结果。

2. 高等级医院占有大量优质资源的形成机制

医疗服务需求都涌向高等级医院，自然会造成医院资源拥挤现象：高等级医院床位紧俏甚至经常供不应求，各类医学检查设备的使用率也高，医院住院大楼不够用、门诊也门庭若市，似乎还需要加大医疗服务空间设施和医学诊疗设备等的投资来满足不断上升的需求量。高等级医院不断加大医疗服务空间设施和医学诊疗设备等的投资，固定资产规模越来越大，财务成本和运营成本越来越高，挤占对医生、护士等人力资本的劳动报酬率。高等级医院扩大物力资源投资、虹吸优质医生，却仍然供不应求。于是进一步扩张固定资产投资，最终导致物力医疗资源浪费性配置，人力医疗资源总量不足，造成服务拥挤，服务体验差。

（三）低等级医院现有资源闲置的形成机制

医疗服务需求过于集中在高等级医院，导致低等级医院吸纳的需求较少。尽管拥有下沉的医疗资源却没有相应的需求吸纳，低等级医院出现资源闲置，这是市场竞争机制影响医疗资源在不同等级医院间配置的结果。选择低等级医院就诊的患者少，其现有的病床周转率与使用率都低，医学检查设备的利用率也低，医院的营业收入也低，可能难以维持收支平衡。长此以往，医疗设备的更新速度变慢，检查结果的准确性和可视性比不上最新高值精密仪器，影响诊断结果的准确程度，致使愿意去低等级医院的患者越来越少，医院资源闲置的情况也日趋严重。图 3-5 描绘了市场和政府共同作用下中国医疗资源配置的机制。

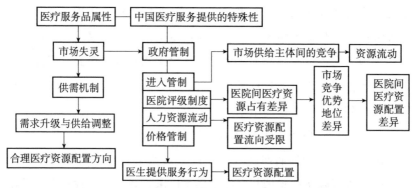

图 3-5　市场和政府共同作用下中国医疗资源配置机制

第四节　本章小结

本章从医疗服务品的自然属性出发，发现市场机制配置医疗资源会出现资源配置不合理现象。然后从时间维度出发，结合中国医疗服务提供的特殊性，沿着三个方向剖析了中国医疗资源配置机制：城市和农村医疗卫生体制各自的变迁历程造成医疗资源配置城乡二元性；财政补偿政策变化历史导致不同地区、不同级别医院长期发展过程中医疗资源占有能力差异，引致医疗资源配置能力差异；医院评级制度引致不同等级医院配置医疗资源的能力差异。接着从当前市场机制和政府管制共同影响医疗资源配置的角度，剖析了供需机制配置医疗资源的过程、政府管制医疗资源配置的四类途径以及不同等级医院在市场竞争中医疗资源的流动过程。

在讨论完中国医疗资源配置机制的三维分析框架之后，本章进一步研究了中国医疗资源配置不合理现象。时间维度上供需动态失衡阻碍了资源合理配置的及时性，人力和物力医疗资源配置也存在不匹配的状况。政府干预没能弥补市场失灵反而加剧了配置不合理程度。

中国医疗资源配置不合理体现在多方面、多层次、多维度，各种医疗资源配置不合理的表现形式具有复杂的背后成因，对医疗服务供给主体、居民、政府等的影响辐射也是全方位、多层次、广覆盖的。

作为居民就医信号的医院评级制度不完善、不合理，医疗服务消费需求集中在高等级医院，致使高等级医院过度拥挤与低等级医院资源闲置现象并存。医疗服务需求未能得到合理引导，造成"看病难、看病贵"问题愈演愈烈。其消极后果也相当严重：医疗资源重复浪费配置；医疗费用上涨；医疗质量下降，就诊体验变差；庞大的固定资产存量和不断上升的固定资产增量拿走了大部分新增盈利，挤占了人力资本的劳动报酬率。

人力资本方面。由于经验积累对人力资本报酬率的递增作用，行业中优质人力资本总体短缺，特别是高等级医院的医护人力资本严重短缺。但是考虑医卫人员培养的周期与成本，人力资本无法像物力医疗资源那样迅速扩张。其结果是居民的医疗服务体验变差：排队等候变多变久，与医生面对面交流变少变得机械。另一方面，医生的劳动付出与所获正常报酬严重不符，滋生了以药养医等"暗"收入渠道。这不仅加重了患者医疗负担，还激化了医患之间的矛盾，更加剧了患者的不满情绪。

　　行业有效竞争机制方面。由于严格的进入管制，行业内供给者数量和结构都被相对"固化"，充分活跃的竞争机制难以实现。而受评级制度影响，结构上不同等级医院医疗资源数量、质量占有差距严重，导致各等级医院的医疗服务效率都不高。最后各种医疗资源流动性弱、流动壁垒高，造成行业难以形成良好的有效竞争态势，整个医疗卫生系统的效率都不高，各方对当前的医疗服务都不满意。

中国医疗资源配置机制
和医疗服务效率研究
Chapter 4

第四章　中国医疗资源配置的服务效率
　　　　测度——基于动态网络DEA方法

第三章从医疗服务品自然属性和中国医疗服务提供的特殊性出发，分析了当前中国医疗资源配置机制以及机制不合理的形成过程。从医疗服务供给侧角度，医疗资源配置的服务效率低下是医疗资源配置不合理的表现，第四章将测度中国医疗资源配置的服务效率。基于省级面板数据，将医疗服务供给方作为研究对象，测度各省医疗资源配置的静态和动态效率，并进一步分析效率变动的影响因素。

第一节　中国医疗资源配置效率的现实观察

中国医疗资源配置效率低下的论断不仅是政府承认的，而且也是国际权威机构认证的。从国务院发展研究中心的课题报告到麦肯锡最近发布的报告都显示，中国医疗资源配置效率长久以来一直处于低下水平。

一、政府卫生投入的宏观效率低下

2003年年初，国务院发展研究中心社会发展研究部与世界卫生组织合作，确定了"中国医疗卫生体制改革"的课题研究。课题组成员有：国务院发展研究中心、卫生部卫生经济研究所、北京市疾病控制中心、北京大学公共卫生学院以及劳动和社会保障部等单位的专家学者。2005年课题组发布研究报告，指出当前医疗卫生体制改革过程中出现的商业化、市场化倾向是完全错误的，不仅违背了医疗卫生事业的基本规律，而且造成消极后果——医疗服务的公平性下降和卫生投入的宏观效率低下（刘京徽，2005）。

虽然2009年实行了新医改，但时至今日，2005年那份研究报告中的一些论断仍符合当前中国医疗服务行业现状。2005年卫生部部长高强指出，中国卫生资源总体上不足很严重，卫生发展落后于经济发展；医疗卫生资源配置不合理，优良资源基本都集中在大型医院。这些论断都认为中国医疗资源配置效率低下。

二、中国医疗系统效率低

2013 年彭博社发布了世界各国医疗系统效率排名，一共 47 个国家被调查，选择调查对象的标准是：至少有 500 万以上人口，人均 GDP 至少 5000 美元，预期寿命至少 70 岁。评分准则如下：六成是预期寿命，三成是人均医疗开支占人均 GDP 的比重，一成是人均医疗开支的绝对额。开支的计算包括预防性医疗、治疗性医疗、计划生育费用、营养补充和急救等。最终结果是中国得分 38.3，排名第 36。

不可否认，这个评分系统存在一定问题，因为美国的排名仅列第 45 位，主因是美国医疗系统价高质次，人均医疗开支占人均 GDP 的比重是被调查的 47 个国家中最高的。然而，此评分系统仍反映出了一些问题：至少从人均医疗开支是否延长了居民预期寿命的角度看，中国医疗系统效率是低的。

三、数字化程度低导致效率不高

2017 年 12 月麦肯锡发布的《中国数字经济报告》包括很多部分，其中《医疗健康：建立以患者为中心的医疗体系》指出，目前医疗低效率有几个原因，其中之一是数字化程度低。目前中国的医院或医疗机构的医疗数据基本上是互相独立的。中国非常缺乏标准化的长期医疗记录。

截至 2015 年，中国大约 29% 的医院没有安装电子医疗记录系统。而且，医院内不同部门之间的联系也不够密切。截至 2014 年，超过一半的中国医院没有临床数据库健康信息交换功能，而在美国这一数字仅为6%。在美国88%的医院建立了院内电子病历链接，但中国该数据只有21%。医院限制医生与其他医院和医保机构共享病例数据，因为这样做可能会影响其病人流动和财务表现。以上事实表明，从医院数字化和信息交换程度来看，中国医疗服务行业效率低下。

第二节　中国各省医疗资源配置效率评估

一、动态网络 DEA 模型

数据包络分析法（DEA）是一种被广泛使用的非参数效率评估技术，其基本原理是将每一个评价对象视为一个决策单元（Decision Making Unit，DMU），使用所有 DMU 的投入和产出指标数据测算一个有效生产前沿，再计算每个 DMU 与前沿面的距离来测算效率水平，该方法评估的是每一个决策单元的相对效率（Ferrier et al.，1996）。该技术是基于 Farrell（1957）提出的生产效率评估思想，由 Charnes、Cooper 和 Rhodes（1978）构建了最早的 DEA 模型——CCR 模型，该模型假设生产单位规模报酬不变。之后 Banker、Charnes 和 Cooper（1984）放松规模报酬不变的前提假设，构建了 BCC 模型。

基于 Malmquist（1953）指数，Caves 等（1982）提出测量全要素生产率 TFP 变化的指数可以衡量效率的动态变化，此后 Fare 等（1994）更是基于 DEA 方法提出 Malmquist 指数允许各 DMU 在不同年份的效率不同，进而可以分离出效率提升和技术进步。

网络 DEA 模型是假设每一个 DMU 内部可分为多个子系统，每个子系统分别拥有自己的投入和产出，各个子系统之间的关系由连结（link）变量和中间产品（trade internal products）来解释（Khushalani

& Ozcan, 2017)。不同于传统 DEA 是一个黑箱模型, 网络 DEA 考虑了每个 DMU 的内部结构, 实现了在同一个框架下同时计算总体效率和多个子系统效率 (divisional efficiencies)。网络 DEA 模型由 Fare 和 Grosskopf (2000) 最早提出, 之后 Tone 和 Tsutsui (2009) 拓展了该模型, 但是该模型只能计算一期的效率。

动态网络 DEA (DNDEA) 模型是网络 DEA 模型的延伸, 它可以研究多期网络 DEA 的效率变化问题, 本期与上一期之间关系是由转结 (carry-over) 变量来解释。跨期效率变化通常使用 Klopp (1985) 提出的 Windows 分析和 Fare 等人 (1994) 提出的 Malmquist 指数, 而 DNDEA 模型与 Malmquist 指数模型类似, 将效率分解为前沿变化 (frontier shift) 和赶超 (catch-up)。虽然 Malmquist 指数模型在医疗领域的应用相当成熟广泛, 但是用 DNDEA 模型研究医疗领域的实证分析较少。

在本章的 DNDEA 模型中, 每个省的医疗服务行业被视为一个 DMU, 每个 DMU 由两个子系统 (sub-units) 组成, 每个子系统各自拥有自己的投入和产出。在决定 DMU 效率时, 两个子系统可以分别拥有不同的权重, 但本章认为两个子系统同等重要。依据变量数值是可以自由变化还是固定不变以及变量是意欲的还是非意欲的, 子系统之间的连结变量和跨期的转结变量都可以分为四类。DNDEA 模型可以计算三类效率: ①所有观测期的整体效率; ②每期效率的动态变化; ③子系统效率的动态变化 (Tone & Tsutsui, 2014)。

n 个 $DMU_j(j = 1, 2, \cdots, n)$ 包含 2 个子系统 ($k = 1, 2$), 跨越 $T(t = 1, 2, \cdots, T)$ 年。令 m_k 和 r_k 分别是 DMU_k 的投入和产出变量个数。从子系统 1 到子系统 2 的连结变量数是 L_{12}, 该过程用 $(1, 2)_t$ 代表; 从子系统 2 到子系统 1 的连结变量数是 L_{21}, 该过程用 $(2, 1)_t$ 代表。观察到的数据是:

$x_{ijk}^t \in R_+ (i = 1, \cdots, m_k; j = 1, \cdots, n; k = 1, 2; t = 1, \cdots, T)$ 是第 t 年 DMU_j 第 k 个子系统的第 i 个投入; $y_{rjk}^t \in R_+ (r = 1, \cdots, r_k; j = 1, \cdots, n;$

$k = 1,2; t = 1,\cdots,T)$ 是第 t 年 DMU_j 第 k 个子系统的第 r 个产出。如果产出是非意欲的，那么就把它当作投入处理。

$z_{j(1,2)_l}^t \in R_+ (j = 1,\cdots,n; l = 1,\cdots,L_{12}; t = 1,\cdots,T)$ 代表第 t 年 DMU_j 从子系统 1 到子系统 2 的中间产出；同理 $z_{j(2,1)_l}^t \in R_+ (j = 1,\cdots, n; l = 1,\cdots,L_{21}; t = 1,\cdots,T)$ 代表第 t 年 DMU_j 从子系统 2 到子系统 1 的中间产出。

$z_{jk_l}^{(t,t+1)} \in R_+ (j = 1,\cdots,n; l = 1,\cdots,L_k; k = 1,2; t = 1,\cdots,T-1)$ 代表从 t 年到 $t+1$ 年，DMU_j 子系统 k 的转结变量，这里 L_k 代表转结变量个数。

对于 $DMU_o (o = 1,2,\cdots,n) \in P^t$ ，投入产出受到如下限制：

$$
\begin{aligned}
&x_{ok}^t = X_k^t \lambda_k^t + s_{ko}^{t-} \quad (\forall k, \forall t) \\
&y_{ok}^t = Y_k^t \lambda_k^t + s_{ko}^{t+} \quad (\forall k, \forall t) \\
&e\lambda_k^t = 1 \quad (\forall k, \forall t) \\
&\lambda_k^t \geq 0, s_{ko}^{t-} \geq 0, s_{ko}^{t+} \geq 0 \quad (\forall k, \forall t)
\end{aligned}
\tag{4.1}
$$

这里 $X_k^t = (x_{1k}^t,\cdots,x_{nk}^t) \in R^{m_k \times n \times T}$ 和 $Y_k^t = (y_{1k}^t,\cdots,y_{nk}^t) \in R^{r_k \times n \times T}$ 是投入和产出向量，s_{ko}^{t-} 和 s_{ko}^{t+} 分别是投入和产出松弛量。连结变量分为两类：被视为投入和被视为产出。

被视为投入的连结变量：

$$
z_{o(kh)in}^t = Z_{(kh)in}^t \lambda_k^t + s_{o(kh)in}^t \quad ((kh)in = 1,\cdots,linkin_k) \tag{4.2}
$$

这里 $s_{o(kh)in}^t \in R^{L_{(kh)in}}$ 是非负松弛量，$linkin_k$ 是该连结变量的个数。

同理，被视为产出的连结变量：

$$
z_{o(kh)out}^t = Z_{(kh)out}^t \lambda_k^t + s_{o(kh)out}^t \quad ((kh)out = 1,\cdots,linkout_k)
$$

$$
\tag{4.3}
$$

这里 $s_{o(kh)out}^t \in R^{L_{(kh)out}}$ 是非负松弛量，$linkout_k$ 是该连结变量的个数。

转结变量有四种：

$$z_{ok_l good}^{(t,t+1)} = \sum_{j=1}^{n} z_{jk_l good}^{(t,t+1)} \lambda_{jk}^{t} - s_{jk_l good}^{(t,t+1)} \quad (k_l = 1, \cdots, ngood_k; k = 1,2; t = 1, \cdots, T)$$

$$z_{ok_l bad}^{(t,t+1)} = \sum_{j=1}^{n} z_{jk_l bad}^{(t,t+1)} \lambda_{jk}^{t} - s_{jk_l bad}^{(t,t+1)} \quad (k_l = 1, \cdots, nbad_k; k = 1,2; t = 1, \cdots, T)$$

$$z_{ok_l free}^{(t,t+1)} = \sum_{j=1}^{n} z_{jk_l free}^{(t,t+1)} \lambda_{jk}^{t} - s_{jk_l free}^{(t,t+1)} \quad (k_l = 1, \cdots, nfree_k; k = 1,2; t = 1, \cdots, T)$$

$$z_{ok_l fix}^{(t,t+1)} = \sum_{j=1}^{n} z_{jk_l fix}^{(t,t+1)} \lambda_{jk}^{t} - s_{jk_l fix}^{(t,t+1)} \quad (k_l = 1, \cdots, nfix_k; k = 1,2; t = 1, \cdots, T)$$

$$s_{ok_l good}^{(t,t+1)} \geqslant 0, s_{ok_l bad}^{(t,t+1)} \geqslant 0 \quad (\forall k, \forall t)$$

$$(4.4)$$

这里 $s_{ok_l free}^{(t,t+1)}$ 的正负无限制。权重向量是 $W^t (t = 1, \cdots, T)$，子系统 k 在 t 年的权重是 $w^k (k = 1, \cdots, K)$。权重满足条件：$\sum_{t=1}^{T} W^t = 1$，$\sum_{k=1}^{K} w^k = 1, W^t \geqslant 0(\forall t), w^k \geqslant 0(\forall k)$。权重是外生给定的。定义第 t 年的效率是：

$$\tau_o^{t*} = \frac{\sum_{k=1}^{K} w^k \left[1 - \frac{1}{m_k + linkin_k} \left(\sum_{i=1}^{m_k} \frac{s_{iok}^{t-}}{x_{iok}^t} + \sum_{(k,h)_l=1}^{linkin_k} \frac{s_{o(k,h)_l in}^t}{z_{o(k,h)_l in}^t} + \sum_{k_l=1}^{nbad_k} \frac{s_{ok_l bad}^{(t,t+1)}}{z_{ok_l bad}^{(t,t+1)}} \right) + nbad_k \right]}{\sum_{k=1}^{K} w^k \left[1 + \frac{1}{r_k + linkout_k} \left(\sum_{i=1}^{r_k} \frac{s_{iok}^{t+}}{y_{iok}^t} + \sum_{(k,h)_l=1}^{linkout_k} \frac{s_{o(k,h)_l out}^t}{z_{o(k,h)_l out}^t} + \sum_{k_l=1}^{ngood_k} \frac{s_{ok_l good}^{(t,t+1)}}{z_{ok_l good}^{(t,t+1)}} \right) + ngood_k \right]}$$

$$(4.5)$$

定义子系统 k 的效率是：

$$\delta_{ok}^{*} = \frac{\sum_{t=1}^{T} W^t \left[1 - \frac{1}{m_k + linkin_k} \left(\sum_{i=1}^{m_k} \frac{s_{iok}^{t-}}{x_{iok}^t} + \sum_{(k,h)_l=1}^{linkin_k} \frac{s_{o(k,h)_l in}^t}{z_{o(k,h)_l in}^t} + \sum_{k_l=1}^{nbad_k} \frac{s_{ok_l bad}^{(t,t+1)}}{z_{ok_l bad}^{(t,t+1)}} \right) + nbad_k \right]}{\sum_{t=1}^{T} W^t \left[1 + \frac{1}{r_k + linkout_k} \left(\sum_{i=1}^{r_k} \frac{s_{iok}^{t+}}{y_{iok}^t} + \sum_{(k,h)_l=1}^{linkout_k} \frac{s_{o(k,h)_l out}^t}{z_{o(k,h)_l out}^t} + \sum_{k_l=1}^{ngood_k} \frac{s_{ok_l good}^{(t,t+1)}}{z_{ok_l good}^{(t,t+1)}} \right) + ngood_k \right]}$$

$$(4.6)$$

定义时期—系统的效率是：

$$\theta_o^* = \min \frac{\sum_{t=1}^{T} W^t \left\{ \sum_{k=1}^{K} w^k \left[1 - \frac{1}{m_k + linkin_k + nbad_k} \left(\sum_{i=1}^{m_k} \frac{s_{iok}^{t-}}{x_{iok}^t} + \sum_{(k,h)_l=1}^{linkin_k} \frac{s_{o(k,h)_lin}^t}{z_{o(k,h)_lin}^t} + \sum_{k_l=1}^{nbad_k} \frac{s_{ok_lbad}^{(t,t+1)}}{z_{ok_lbad}^{(t,t+1)}} \right) \right] \right\}}{\sum_{t=1}^{T} W^t \left\{ \sum_{k=1}^{K} w^k \left[1 + \frac{1}{r_k + linkout_k + ngood_k} \left(\sum_{i=1}^{r_k} \frac{s_{iok}^{t+}}{y_{iok}^t} + \sum_{(k,h)_l=1}^{linkout_k} \frac{s_{o(k,h)_lout}^t}{z_{o(k,h)_lout}^t} + \sum_{k_l=1}^{ngood_k} \frac{s_{ok_lgood}^{(t,t+1)}}{z_{ok_lgood}^{(t,t+1)}} \right) \right] \right\}}$$

$$(4.7)$$

$$\rho_{ok}^{t*} = \frac{1 - \frac{1}{m_k + linkin_k + nbad_k} \left(\sum_{i=1}^{m_k} \frac{s_{iok}^{t-}}{x_{iok}^t} + \sum_{(k,h)_l=1}^{linkin_k} \frac{s_{o(k,h)_lin}^t}{z_{o(k,h)_lin}^t} + \sum_{k_l=1}^{nbad_k} \frac{s_{ok_lbad}^{(t,t+1)}}{z_{ok_lbad}^{(t,t+1)}} \right)}{1 + \frac{1}{r_k + linkout_k + ngood_k} \left(\sum_{i=1}^{r_k} \frac{s_{iok}^{t+}}{y_{iok}^t} + \sum_{(k,h)_l=1}^{linkout_k} \frac{s_{o(k,h)_lout}^t}{z_{o(k,h)_lout}^t} + \sum_{k_l=1}^{ngood_k} \frac{s_{ok_lgood}^{(t,t+1)}}{z_{ok_lgood}^{(t,t+1)}} \right)}$$

$$(4.8)$$

二、数据来源与变量选择

（一）数据来源

在评估各省医疗资源配置效率时，参考前人的做法，同时结合中国医疗服务行业的特征，研究对象是全国 31 个省市自治区，研究的时间段是 2009 年新医改之后至今。虽然现在可得的数据中 2009 年之前的数据也是有的，但是考虑 2009 年新医改对中国整体的医疗卫生体制产生了相当大的影响，计量回归时间跨度越长，医疗技术变化的可能性越大，效率值的跨期比较更多体现在技术提升上，而不是本书想重点探讨的经营管理效率，因此回归时选择的时间段是 2010 年至 2017 年的数据。本节计量数据来源是 2011 年和

2012 年《中国卫生统计年鉴》、2013—2017 年《中国卫生和计划生育统计年鉴》和 2018 年的《中国卫生健康统计年鉴》。搜集环境变量数据时还使用了 2011—2018 年的《中国统计年鉴》和《中国人口和就业统计年鉴》。

（二）数据选择

本节将每个省份的医疗服务行业视为一个生产决策单元，试图评估各省的医疗资源配置效率。各省份医疗服务供给主体是医疗卫生机构，其中以医院为最主要代表，其职能是为居民提供疾病诊疗服务，最终目的不是医院利润最大化，也不是诊疗人数最大化，而是整个社会的平均健康水平提升（庞瑞芝等，2018）。

参考 Kawaguchi 等（2014）的做法，在 DNDEA 模型中，一个省份的医疗服务行业分为两个子系统：行政管理和经营服务子系统。行政管理子系统的目标函数是通过各种投入实现所有医疗机构的可持续经营，同时维护和新增床位及各种医疗设备；经营服务子系统的目标函数是使用医卫人员、床位和医疗设备等投入产出一定数量和质量的医疗服务。

现有大多数研究省级医疗资源配置效率的文献多将关注点集中在经营服务子系统上，较少涉及行政管理子系统的生产过程。而本节 DNDEA 模型同时讨论以上两个子系统。

行政管理子系统并不直接为患者提供医疗服务，但是为医疗机构提供床位和医疗设备，还保障医疗机构的可持续运营。各省份医疗服务行业的行政管理人员，负责管理医疗机构的财务状况，决定医疗机构业务收入和财政补助如何使用，他们是行政管理子系统的人力投入。工勤技能人员维护着医疗机构中的所有设施，也是人力投入之一。因此行政管理子系统的投入是行政管理人员数和工勤技能人员数。这里由于数据可得性等原因，没有考虑以上人员的生产率和工资水平差异。至于行政管理子系统的产出，使用医疗卫生机构收入与支出表里各类收入与相应支出之比是衡量行政管理人员工作绩效的可靠指标。但是使用一个比值作为投入或产出会引发 DEA 凸性问题（Hollingsworth & Wildman，2003），因此这里将财政补助收入和业务收入作为产出指标，财政卫生支出和业务支出作为投入指标。

经营服务子系统的投入指标是执业（助理）医师、注册护士、药师、技师、乡村医生和卫生员，以上不同类型的卫生技术人员各司其职，为医疗机构经营业务提供不同的服务项目。产出指标选用的是诊疗人次数、出院人数和住院病人手术人次，分别代表门诊和住院服务情况，而门诊和住院是各省份医疗服务行业两大最核心的服务项目。

存在连结变量是 DNDEA 模型与传统黑箱 DEA 模型最大的差别之一。连结变量作为中间产出，是行政管理子系统的产出，同时也是经营服务子系统的投入。参考前人文献，这里设定从行政管理子系统到经营服务子系统的连结变量是床位数。行政管理子系统筹资维护和新增床位，且为经营服务子系统提供床位投入。经营服务子系统使用床位，为患者提供医疗服务。这里假定连结变量是不可变动的，即认为经营服务子系统不会就床位数多少问题同行政管理子系统讨价还价，这是比较符合现实的。行政管理子系统有动机去追求医疗服务业务收入（以弥补业务支出），也会尽可能提高床位的使用率。

转结变量是使用 DNDEA 模型优于传统黑箱 DEA 模型的原因之一。通常各省的医疗服务行业存续很多年，一些跨期因素会影响效率，而转结变量的加入使讨论跨期因素如何影响效率成为可能。转结变量有四类，意欲转结变量通常作为产出，因为数量减少意味着无效率。这里的转结变量是医疗机构的固定资产，是意欲产出。选固定资产作为转结变量是因为各省医疗服务行业增加固定资产投资用于新建门诊或住院大楼、新增床位、购置大型医疗设备等。行政管理子系统根据医疗机构的固定资产现有规模决定新增固定资产投资额，虽然存在折旧、老化等问题，但这些固定资产会累积，从上一期到下一期一直存续，供经营服务子系统使用来为患者提供相应的医疗服务。图 4-1 描绘了 DNDEA 模型的构架。具体的投入产出指标详见表 4-1。

这里将使用 SBM 无导向模型分析，不讨论医疗服务行业究竟是投入导向还是产出导向。由于医疗服务行业性质，同时参考前人做法，这里假设规模报酬是可变的。所有变量的统计描述见表 4-1。

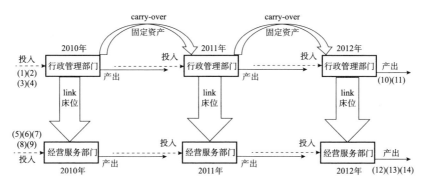

图 4-1 动态网络 DEA 模型结构图

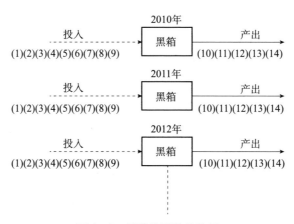

图 4-2 黑箱模型的结构图

表 4－1 动态网络 DEA 模型涉及的所有变量

变量名			均值	标准差	最小值	最大值	单位
子系统 1	投入	（1）管理人员	1.44	0.81	0.10	3.61	万人
		（2）工勤技能人员	2.37	1.54	0.21	7.35	万人
		（3）财政卫生支出	3.54	2.84	0.18	20.77	十亿元
		（4）业务支出	5.74	4.17	0.43	22.16	百亿元
	产出	（10）财政补助收入	1.06	0.86	0.13	9.56	百亿元
		（11）业务收入	6.10	4.52	0.36	23.72	百亿元
link（1→2）		床位	2.11	1.30	0.20	5.85	十万张
子系统 2	投入	（5）执业（助理）医师	9.48	5.79	1.06	26.46	万人
		（6）注册护士	9.63	6.12	0.83	30.77	万人
		（7）药师（士）	1.34	0.84	0.15	4.03	万人
		（8）技师（士）	1.34	0.78	0.16	3.55	万人
		（9）乡村医生和卫生员	3.49	3.10	0.08	13.59	万人
	产出	（12）诊疗人次数	2.40	1.80	0.19	8.36	亿人次
		（13）出院人数	6.43	4.27	0.54	18.19	百万人
		（14）手术人次	1.39	1.03	0.10	6.31	百万人次
carry－over		固定资产	5.21	3.39	0.46	15.71	百亿元

注：表中支出、收入数据都以 2010 年为基期，使用 CPI 进行了调整。固定资产价值则是以 2010 年为基期，使用"各地区固定资产投资价格总指数"进行了调整，但由于统计年鉴上西藏地区该指数未统计，故文中删掉了西藏的数据，评估效率时样本是全国除西藏和港澳台以外的 30 个省份 2010—2017 年的数据。

数据来源：作者整理

图 4－2 展示了黑箱模型的结构。黑箱模型的投入和产出指标与 DNDEA 模型完全一样，具体指标详见表 4－1，不同的是连结变量和转结变量在黑箱模型中并不存在。由表 4－1 可知，代表门诊服务情况的诊疗人次数比代表住院服务情况的出院人数多两个数量级，足以看出门诊服务在各省份医疗服务行业运营服务量上的重要地位。动态网络 DEA 模型中使用的所有变量之间的相关系数检验结果表明，所有变量之间的相关系数在 5% 的显著性水平下都正相关，符合模型设定。

三、静态效率评估结果

（一）各省份医疗资源配置效率评估结果

规模报酬可变假设下动态网络 DEA 估算出来各省份医疗服务行业整体的资源配置效率排序结果见表 4 - 2。表 4 - 3 展示了黑箱 DEA 模型和 DNDEA 模型计算得到的效率得分。

表 4 - 2　　　　中国各省医疗资源配置效率得分表

省份	行业整体		行政管理部门		经营服务部门	
	效率得分	排序	效率得分	排序	效率得分	排序
北京	0.7697	27	1	1	0.5678	28
天津	1	1	1	1	1	1
河北	0.9879	17	0.9786	25	1	1
山西	0.6689	30	0.9894	21	0.4853	30
内蒙古	0.6766	29	1	1	0.4973	29
辽宁	0.9642	19	0.9345	28	0.9999	18
吉林	0.7776	26	1	1	0.6255	27
黑龙江	0.8776	23	0.9679	27	0.8473	23
上海	1	1	1	1	1	1
江苏	1	1	1	1	1	1
浙江	1	1	1	1	1	1
安徽	0.888	22	1	1	0.7895	24
福建	0.8735	24	0.9849	22	0.7888	25
江西	0.9793	18	0.983	23	0.9766	20
山东	0.9999	15	1	1	0.9998	19
河南	1	1	1	1	1	1
湖北	0.9435	21	0.973	26	0.924	22

续表

省份	行业整体		行政管理部门		经营服务部门	
	效率得分	排序	效率得分	排序	效率得分	排序
湖南	1	1	1	1	1	1
广东	1	1	1	1	1	1
广西	0.8372	25	0.7971	30	1	1
海南	1	1	1	1	1	1
重庆	0.9909	16	0.9819	24	1	1
四川	1	1	1	1	1	1
贵州	1	1	1	1	1	1
云南	1	1	1	1	1	1
陕西	0.7522	28	0.9031	29	0.6335	26
甘肃	0.9623	20	1	1	0.9366	21
青海	1	1	1	1	1	1
宁夏	1	1	1	1	1	1
新疆	1	1	1	1	1	1
全国	0.9316		0.9831		0.9024	

注：表中效率得分和排序是各省份在 2010—2017 年这 8 年间的均值。

数据来源：作者根据实证结果整理

表 4 - 3　黑箱 DEA 模型和 DNDEA 模型的效率得分结果

		2010 年	2011 年	2012 年	2013 年	2014 年	2015 年	2016 年	2017 年
黑箱 DEA：SBM 无导向									
VRS	均值	0.9540	0.9765	0.9909	0.9806	0.9895	0.9667	0.9717	0.9452
	标准差	0.1123	0.0915	0.0499	0.0742	0.0576	0.0889	0.0879	0.1673
DNDEA：总体									
VRS	均值	0.9141	0.9283	0.9298	0.9365	0.9469	0.9436	0.9428	0.9320
	标准差	0.1164	0.127	0.1101	0.1036	0.1044	0.1095	0.1035	0.1306
DNDEA：行政管理子系统									
VRS	均值	0.9494	1	0.9810	0.9788	0.9972	0.9911	0.9906	0.9767
	标准差	0.0966	0	0.0589	0.0646	0.0156	0.0340	0.0514	0.1276

续表

		2010 年	2011 年	2012 年	2013 年	2014 年	2015 年	2016 年	2017 年
DNDEA：经营服务子系统									
VRS	均值	0.8932	0.8812	0.8945	0.9072	0.9106	0.9103	0.9103	0.9118
	标准差	0.1733	0.2005	0.1793	0.1680	0.1717	0.1734	0.1723	0.1709

数据来源：作者根据实证结果整理

根据两表显示的结果，可以总结出以下结论。

1. 从全国层面看

（1）中国医疗资源配置效率低下

从全国平均水平来看，2010 年到 2017 年医疗资源配置效率均值是 0.9316，这说明当前中国医疗资源配置效率有待提升，配置不合理是存在的。

使用 DNDEA 模型计算出来的效率得分低于黑箱 DEA 模型计算出的效率得分。按照 DNDEA 模型的构建思想，DNDEA 模型测算效率及效率变动情况的结果是包含黑箱 DEA 模型的。由此可以推知 DNDEA 模型估算的医疗服务行业资源配置效率值比黑箱 DEA 模型估算的效率值更具可信度。因此，各年全国平均医疗资源配置效率值并没有黑箱 DEA 模型算出来的那么高，中国医疗资源配置效率低下。规模报酬可变假设下，2010—2017 年每一年的效率得分都是 1 的省份有 14 个，46.67% 的样本位于生产函数前沿上。

（2）各年医疗资源配置效率差别不大

2010 年至 2017 年，每年医疗资源配置效率得分之间的差别不大。DNDEA 模型计算出的效率得分从 2010 年至 2017 年变化不大：规模报酬可变假设下，2010 年平均效率得分是 0.9141，之后效率得分一直上升，2015 年达到峰值 0.9436，之后又下跌，2017 年是 0.9320。虽然整体上呈现出资源配置效率提升趋势，但各年间的差距不超过 0.03，这表明自 2010 年到 2017 年，中国医疗资源配置效率在缓慢上升，并没有出现剧烈波动。

2. 从各省份层面看

从各省份医疗资源配置效率结果看，14个省份医疗资源配置是有效率的，这些省份大多处于东部和西部地区，天津、上海、江苏、浙江、广东等东部地区省份医疗资源配置效率高很可能是因为医疗资源充裕并且得以充分利用。而四川、贵州、云南、青海、宁夏和新疆这些西部省份医疗资源相对匮乏，估算得到效率排序第一可能是因为政府倾斜式财政补助当地医疗资源配置效果显著。所有省份中山西省医疗资源配置效率得分最低，这说明山西省医疗资源配置不合理程度是全国各省份中最严重的，亟须配置机制优化调整。

（二）各省医疗服务行业内部各子系统的效率评估结果

表4-2后4列展示了DNDEA模型计算得到的各子系统效率得分，根据表中显示的结果，从全国层面看，行政管理子系统的效率优于经营服务子系统的效率。这说明，当前全国医疗资源配置效率低下主要原因是医疗服务部门经营效率较低。虽然行政管理部门运用管理医院资金的效率不是1，存在资源配置不合理，但是医疗服务经营过程中的资源配置不合理程度更严重，效率得分更低。

从各省份层面看，大多数省份医疗服务行业内部行政管理部门资源配置效率高于经营服务部门的资源配置效率，这说明对于中国大部分省份而言，医疗服务行业资金利用是有效率的，提高医疗资源配置效率的关键是医院经营服务效率的提升。2010—2017年行政管理部门平均效率得分是0.9831，而经营服务部门只有0.9024，可见比起行政管理部门提高资金管理效率，医疗服务部门提高经营效率的空间更大，对促进医疗服务行业效率提升会有更显著的效果。

但是河北、辽宁、广西、重庆这4个省份医疗服务行业行政管理部门资源配置效率低于经营服务部门资源配置效率。其中，河北、广西和重庆行政管理部门资源配置效率得分都小于1，而经营服务部门效率得分都是1，这说明造成以上3省份医疗服务行业资源配置效率低下的原因是资金利用效率低下，这 3 省份医院经营是有效率的。辽宁省医疗服务行业虽然内部两个子系统的效率都低，但行政管理部门资金利用效率比经营服务部门经营效率更低。

值得注意的是，很多省份医疗服务行业行政管理部门资金利用是有效率的，但医疗服务部门经营效率低下拖累了行业资源配置效率，这种情况在北京、内蒙古和吉林尤其明显。医疗资源配置充裕的北京出现这种情况可能的原因是积累了最优质医疗资源的北京吸引了全国各地的医疗服务需求，纵使拥有优质医疗资源供给，纵使资金利用率高效，但医院实际在市场中经营运作时很难充分合理利用当前庞大的医疗资源。而内蒙古和吉林的情况可能是拥有充足的供给，却难以吸引相对应的医疗服务需求。

规模报酬可变假设下，2011 年各省份行政管理部门效率得分都是 1，2010 年所有省份平均得分是 8 年中最低的，只有 0.9494；2014 年最高，有 0.9972。经营服务部门 2011 年所有省份平均得分最低，2017 年最高，分别是 0.8812 和 0.9118。可见从 2010 年到 2017 年这 8 年间，行政管理部门和经营服务部门效率得分变化不大，没有出现大幅度效率提升的情况。

各省份各年行政管理部门效率得分与经营服务部门效率得分之间的相关关系在 5% 显著性水平下不显著，算得相关系数是 0.0405。斯皮尔曼的等级相关系数是 - 0.5430，说明不同子系统效率得分之间的相关性很弱。这印证了 DNDEA 模型将医疗服务行业划分为两个子系统是合理的。

四、动态效率变动评估结果

表 4 - 4 展示了从 2010 年到 2017 年 DNDEA 模型计算出来的医疗服务行业整体和内部两个子系统效率变动的 Malmquist 指数。

（一）各省医疗服务行业整体医疗资源配置效率变动

规模报酬可变模型下 2010—2017 年中国医疗服务行业全要素生

产率提升了 2.84%。其中，东部地区的天津、河北和海南，中部地区的江西以及西部地区的贵州和甘肃这 6 省份医疗资源配置效率的 Malmquist 指数小于 1，表明这些地区医疗服务行业在 2010 年至 2017 年全要素生产率呈现出下降趋势。而所有省份中，中部地区的湖北和黑龙江医疗服务行业全要素生产率提升幅度分别位列第一和第二，数值分别是 9.21% 和 8.34%；东部地区的浙江、江苏和山东依次排在第三至第五，全要素生产率上升数值分别是 7.78%、7.67% 和 7.45%。综上可知，从 2010 年到 2017 年，中国医疗资源配置的全要素生产率总体上是提升的，上升最多的主要是中部和东部省份。

（二）各省医疗服务行业内部各子系统的效率变动

表 4-4 显示，自 2010 年到 2017 年，全国医疗服务行业行政管理部门和经营服务部门全要素生产率分别上升 2.68% 和 3.14%。所有省份中，只有山东、海南和重庆医疗服务行业行政管理部门全要素生产率下降。而经营服务部门全要素生产率下降的省份共有 9 个，其中东部 3 个，中部 1 个，西部 5 个，可见全要素生产率下降的省份大多位于西部地区，比起行政管理部门资金利用效率低下，医疗服务部门经营绩效低对行业医疗资源配置效率低下的影响更大。

表 4-4　　　　中国各省份医疗资源配置效率变动表

省份	行业整体	排序	行政管理	经营服务	省份	行业整体	排序	行政管理	经营服务
北京	1.0402	11	1.0481	1.0323	湖北	1.0921	1	1.0014	1.191
天津	0.9761	27	1.0023	0.9505	湖南	1.0448	10	1.0009	1.0906
河北	0.9735	28	1.0063	0.9418	广东	1.0465	9	1.0605	1.0327
山西	1.0266	16	1.003	1.0507	广西	1.0396	12	1.0283	1.051
内蒙古	1.0136	20	1.0195	1.0077	海南	0.9797	26	0.9929	0.9666
辽宁	1.0348	13	1.0076	1.0628	重庆	1.0049	23	0.9861	1.0241
吉林	1.0731	6	1.1149	1.0329	四川	1.0648	7	1.0438	1.0863
黑龙江	1.0834	2	1.1048	1.0625	贵州	0.9951	25	1.0176	0.9731

续表

省份	行业整体	排序	行政管理	经营服务	省份	行业整体	排序	行政管理	经营服务
上海	1.0218	18	1.0214	1.0223	云南	1.0101	21	1.0085	1.0117
江苏	1.0767	4	1.0081	1.1499	陕西	1.0327	14	1.0227	1.0427
浙江	1.0778	3	1.0472	1.1092	甘肃	0.9671	30	1.0141	0.9222
安徽	1.0545	8	1.0408	1.0684	青海	1.0178	19	1.069	0.9691
福建	1.0101	22	1.0145	1.0057	宁夏	1.0283	15	1.081	0.9782
江西	0.9699	29	1.0101	0.9313	新疆	1.0002	24	1.042	0.9601
山东	1.0745	5	0.9873	1.1695	全国	1.0284		1.0268	1.0314
河南	1.0219	17	1	1.0442					

数据来源：作者根据实证结果整理

表 4 - 5 展示了行政管理部门和经营服务部门逐年间全要素生产率变动、技术变动以及效率变动情况。自 2010 年到 2017 年，行政管理部门全要素生产率平均上升 2.68%，技术进步 2.47%，资源配置效率上升 0.3%，可见技术进步对行政管理部门全要素生产率提高的贡献远大于配置效率上升的贡献。经营服务部门情况也类似：全要素生产率上升 3.14%，技术进步 2.82%，医疗资源配置效率上升 0.32%。

规模报酬可变假设下，行政管理子系统只在 2012—2013 年出现了全要素生产率下降 6.99%，其他年份全要素生产率都是上升的；经营服务子系统只在 2014—2015 年出现了全要素生产率下降 1.13%，其他年份全要素生产率都是上升的。

技术变动方面，行政管理部门年均技术进步 2.47%，大部分年份是技术进步的，只在 2010—2011 年技术退步 3.00%，2012—2013 年技术退步 6.84%；经营服务部门年均技术进步 2.82%，大部分年份是技术进步的，只在 2012—2013 年技术退步 1.21%，2014—2015 年技术退步 1.04%。

效率变动方面，行政管理部门资金利用效率年均上升 0.30%，其中资金利用效率上升的年份是 2010—2011 年、2013—2014 年和

2015—2016 年，效率分别上升 6.59%、2.40% 和 0.09%。医疗服务部门经营效率年均上升 0.32%，其中大多数年份经营效率上升，经营效率下降的年份是 2010—2011 年和 2014—2015 年。

表 4 - 5　　　　　　跨年间三类效率变动情况表

年份	2010—2011	2011—2012	2012—2013	2013—2014	2014—2015	2015—2016	2016—2017
行政管理子系统：全要素生产率变动							
均值	1.0267	1.1504	0.9301	1.0288	1.0079	1.0088	1.0896
最大值	1.2677	1.3529	1.0654	1.3007	1.1968	1.2076	2.4530
最小值	0.8213	0.9799	0.6865	0.8733	0.8440	0.8442	0.9220
标准差	0.0932	0.1091	0.0921	0.0853	0.0792	0.0786	0.2828
行政管理子系统：技术变动							
均值	0.9700	1.1789	0.9316	1.0058	1.0140	1.0100	1.1427
最大值	1.1036	1.5669	1.0654	1.1221	1.1968	1.2076	2.7418
最小值	0.7912	0.9799	0.7614	0.8516	0.8440	0.8442	0.9221
标准差	0.0939	0.1520	0.0838	0.0522	0.0725	0.0761	0.4136
行政管理子系统：效率变动							
均值	1.0659	0.9810	0.9987	1.0240	0.9942	1.0009	0.9806
最大值	1.4362	1	1.1693	1.2821	1.0932	1.1706	1
最小值	1	0.7715	0.7800	0.9148	0.8543	0.7184	0.4191
标准差	0.1285	0.0589	0.0516	0.0845	0.0387	0.0662	0.1061
经营服务子系统：全要素生产率变动							
均值	1.0225	1.1329	1.0080	1.0219	0.9887	1.0481	1.0253
最大值	1.2239	1.6245	1.3445	1.2661	1.2151	1.2696	1.2201
最小值	0.6556	0.9259	0.8059	0.8411	0.7544	0.8030	0.8646
标准差	0.1148	0.1339	0.1145	0.0950	0.1004	0.0984	0.0814
经营服务子系统：技术变动							
均值	1.0454	1.1032	0.9879	1.0209	0.9896	1.0474	1.0230
最大值	1.2239	1.2924	1.1344	1.2661	1.2151	1.2696	1.2201

续表

年份	2010—2011	2011—2012	2012—2013	2013—2014	2014—2015	2015—2016	2016—2017
经营服务子系统：技术变动							
最小值	0.8662	0.9228	0.7881	0.7091	0.7544	0.803	0.8646
标准差	0.0924	0.0999	0.0821	0.1079	0.0996	0.0973	0.0792
经营服务子系统：效率变动							
均值	0.9788	1.0300	1.0247	1.0035	0.9991	1.0006	1.0023
最大值	1.0713	1.5087	1.7059	1.2299	1.0352	1.0781	1.0599
最小值	0.6232	0.8501	0.8131	0.9257	0.9602	0.9845	0.9477
标准差	0.0764	0.1164	0.1393	0.0470	0.0140	0.0155	0.0193

数据来源：作者根据实证结果整理

对行政管理子系统和经营服务子系统而言，全要素生产率提升主要是由技术进步造成的，资源配置效率上升的贡献相对很小。从2010 年到 2017 年，医疗服务部门经营效率提升幅度超过行政管理部门资金利用效率提升幅度。

第三节　中国各省份医疗服务行业跨期效率变化的影响因素

前文既从静态角度分析了各省医疗资源配置效率及其分解，又从动态角度研究了各类效率的跨期变化。本节将重点讨论研究哪些因素会影响各省份医疗服务行业动态效率变动。

一、影响因素指标选择

虽然诸多文献探讨了医疗资源配置效率的影响因素，但是讨论跨期效率变化影响因素的文献则相对较少。基于前人研究，影响各省跨期效率变化的因素除了各省医疗服务行业内部结构变化和政府干预强度变化，还包括人口结构变化、教育水平变化、经济社会发展水平变化以及医疗保险实施情况变化等。具体指标如下：

（一）医疗服务行业内部结构变化变量

各省份医疗资源配置效率的跨期变化会直接受到各省份医疗服务行业发展变化的影响，大致可分为资源禀赋变化和资源利用情况变化两大类。这里具体选取以下指标来衡量资源禀赋变化：两年之间公立医院数占医院总数比值的变化和各等级医院数增长率。而两年之间公立医院门诊人次占比的变化和两年之间公立医院出院人数占比的变化则用来衡量资源利用方面的情况。相关数据根据各年卫生统计年鉴上的数据经计算得到。

（二）政府干预强度变化变量

各省份财政收支能力各异，跨年间对医疗服务行业的补贴规模和力度也具有异质性。这里选取财政医疗卫生支出增长率和两年间财政补贴收入占医疗卫生机构总收入的比重变化来衡量各省份医疗服务行业受到政府财政支持的变化。财政医疗卫生支出数据来源于《中国统计年鉴》，医疗机构财政补贴收入数据来源于《卫生统计年鉴》。

（三）人口结构变化变量

人口老龄化加重、社会总抚养比上升都会影响地区医疗资源的配置和利用，这里使用两年之间老龄化率和总抚养比变动来衡量人口年龄结构变化。相关数据依据各年《中国人口和就业统计年鉴》数据计算得到。

（四）教育水平变化变量

这里选取财政公共预算教育经费增长率来衡量教育水平变化，该数据来自教育部网站上每年全国教育经费执行情况统计表。

（五）经济社会发展水平变化变量

地区经济社会发展水平不仅直接影响当地医疗服务需求，而且也会对供给产生影响。参考前人的指标选择，本节选用各省份人均实际 GDP 增长率和两年间城镇化率变动来衡量经济社会发展水平变化。人均实际 GDP 增长率数据来源于中经网统计数据库，城镇化率变动由各年《中国人口和就业统计年鉴》数据计算得到。此外还加入了东、中、西部虚拟变量。

（六）医疗保险实施情况变化变量

医疗保险的种类、覆盖率和收支情况无疑会对医疗服务行业产生重要影响，本节选取两年间城镇基本医保参保比变动、人均基金收入和支出增长率来度量医疗保险变动情况。相关数据依据各年《卫生统计年鉴》数据计算得到。原则上也应加入新农合的相关数据，但是年鉴中的数据不全也不连续，所以回归时没有加入模型中。表 4 - 6 展示了所有自变量的基本统计量情况。

表 4 - 6　　　　　　　自变量基本统计量表

变量名	单位	变量	样本数	均值	方差	最小值	最大值
公立医院数占比变动	%	pub	210	- 3.65	2.35	- 17.45	0.57
三级医院数增长率	%	thi	210	9.76	13.77	- 12.50	85.71
二级医院数增长率	%	sec	210	3.97	6.26	- 8.33	36.00
公立医院诊疗人数占比变动	%	puop	210	- 0.81	0.94	- 5.20	0.80
公立医院出院人数占比的变动	%	puip	210	- 1.17	5.28	- 51.67	52.10
财政医疗卫生支出增长率	%	czeg	210	17.19	9.99	- 10.40	51.47
财政补贴收入占比变动	%	czch	210	0.30	1.31	- 4.06	4.90
老龄化率变动	%	oldch	210	- 0.77	3.45	- 16.16	3.14
总抚养比变动	%	depch	210	0.63	1.58	- 3.79	6.41

续表

变量名	单位	变量	样本数	均值	方差	最小值	最大值
财政教育经费增长率	%	edug	210	12.95	12.56	− 26.29	57.32
人均实际 GDP 增长率	%	gdpg	210	8.40	2.53	− 2.30	16.10
城镇化率变动	%	urb	210	1.15	0.60	− 2.00	2.72
东部	0 − 1	east	210	0.37	0.48	0	1
中部	0 − 1	cent	210	0.27	0.44	0	1
西部	0 − 1	west	210	0.37	0.48	0	1
城镇基本医保参保比变动	%	joch	210	0.20	1.32	− 7.13	5.19

数据来源：作者整理

二、因变量

本节因变量是各省医疗服务行业相邻年份间全要素生产率变化及由此分解出来的技术变化和效率变化，以上三类效率变动数值是因变量，具体指标有 DNDEA 模型估算出来的各省医疗服务行业效率变动（miv、frov 和 cuv），以及行政管理和经营服务这两个子系统的三类效率变动值，表 4 − 7 展示了所有因变量的基本统计量情况。

回归分析之前为避免自变量之间出现高度共线性，检验了所有自变量之间的相关关系，同时也检验了因变量与所有自变量之间的相关关系，结果显示自变量之间的相关系数都小于 0.6。

表 4 − 7　　　　　　　　　因变量基本统计量表

模型	类别	变量	均值	方差	最小值	最大值
	MI	miv	210	1.0101	0.0926	0.6353
Malmquist	技术变动	frov	210	1.0110	0.0695	0.7487
	效率变动	cuv	210	0.9993	0.0626	0.6200
	MI	miadv	210	1.0346	0.1484	0.6865
行政管理部门	技术变动	froadv	210	1.0361	0.1952	0.7614
	效率变动	cuadv	210	1.0065	0.0853	0.4191

续表

模型	类别	变量	均值	方差	最小值	最大值
经营服务部门	MI	mimev	210	1.0353	0.1137	0.6556
	技术变动	fromev	210	1.0311	0.1002	0.7091
	效率变动	cumev	210	1.0056	0.0778	0.6232

数据来源：作者整理

三、回归结果分析

（一）省级医疗服务行业效率变动影响因素

各省份医疗服务行业效率变动的影响因素回归结果见表 4 - 8，规模报酬可变假设下，会显著影响全要素生产率变动的因素有医疗卫生机构总收入中财政补贴收入占比变动、财政教育经费增长率和东、中、西部地区因素。上述影响因素也会显著影响技术进步，此外，会显著影响生产函数前沿变动的因素还有二级医院数增长率、城镇化率变动、城镇基本医保参保比变动。会显著影响技术效率变动的因素只有东、中、西部地区虚拟变量。

表 4 - 8　　　Malmquist 效率变动影响因素分析结果表

变量	miv	frov	cuv	变量	miv	frov	cuv
pub	0.0008 (0.28)	0.0002 (0.11)	0.0006 (0.28)	edug	0.0026 *** (5.03)	0.0024 *** (5.99)	0.0003 (0.89)
thi	- 0.0001 (- 0.19)	- 0.0002 (- 0.67)	0.0000 (0.19)	gdpg	- 0.0008 (- 0.26)	- 0.0016 (- 0.64)	- 0.0008 (- 0.39)
sec	- 0.001 (- 1.23)	- 0.002 *** (- 2.76)	0.0006 (0.95)	east	1.0045 *** (43.61)	1.0141 *** (49.47)	1.0025 *** (53.29)
puop	0.0020 (0.38)	0.0015 (0.27)	0.0008 (0.32)	cent	0.9962 *** (39.65)	0.9971 *** (40.94)	1.0089 *** (55.32)
puip	- 0.0005 (- 1.52)	- 0.0005 (- 0.63)	- 0.0001 (- 0.55)	west	0.9655 *** (31.34)	0.9760 *** (39.08)	1.0008 *** (45.02)

续表

变量	miv	frov	cuv	变量	miv	frov	cuv
czeg	-0.0008 (-0.89)	-0.0005 (-1.02)	-0.0003 (-0.40)	sigma	0.0832*** (5.30)		0.0615*** (4.02)
czch	-0.0100* (-1.70)	-0.0077** (-2.22)	-0.0028 (-0.61)	sigma_u		0.0252*** (4.60)	
oldch	0.0022 (1.28)	0.0018 (1.08)	-0.0002 (-0.15)	sigma_e		0.0527*** (18.90)	
depch	0.0032 (0.69)	-0.0008 (-0.29)	0.0035 (0.92)	F统计量	4889.37		43850.95
				Prob > F	0.0000		0.0000
urb	0.0166 (1.22)	0.0178* (1.85)	0.0015 (0.21)	LR test of chibar2		13.47	
				Prob >= chibar2		0.000	
joch	0.0081 (1.55)	0.0090** (2.45)	-0.0023 (-0.53)				

注：* 代表 $p < 0.1$，** 代表 $p < 0.05$，*** 代表 $p < 0.01$。

数据来源：根据 tobit、xttobit 回归结果整理

各影响因素主要是通过影响医疗服务行业技术变动，进而影响全要素生产率变动。

（二）各省份行政管理部门与医疗服务部门效率变动影响因素

将各省份医疗服务行业细分为行政管理和经营服务两个子系统，分别讨论这两个子系统全要素生产率变动、技术变动和效率变动的影响因素，回归结果见表 4 - 9。对于行政管理子系统，东、中、西部地区虚拟变量会显著影响全要素生产率变动、技术变动和效率变动；财政医疗卫生支出增长率和财政教育经费增长率会显著影响全要素生产率变动和技术变动；城镇化率变动会显著影响技术变动。二级医院数增长率与效率变动负相关；总抚养比变动与效率变动正相关。

表 4 - 9   两个子系统效率变动影响因素分析结果表

	miadv	froadv	cuadv	mimev	fromev	cumev
pub	-0.0048 (-0.93)	-0.0067 (-1.25)	0.0007 (0.39)	-0.0018 (-0.48)	-0.0023 (-0.76)	0.0004 (0.16)

续表

	miadv	froadv	cuadv	mimev	fromev	cumev
thi	−0.0002 (−0.58)	0.0002 (0.61)	−0.0005 (−1.37)	0.0002 (0.36)	−0.0001 (−0.33)	0.0002 (0.95)
sec	−0.0009 (−0.67)	0.0008 (0.47)	−0.0011** (−2.26)	−0.0019 (−1.58)	−0.0025** (−2.55)	0.0001 (0.15)
puop	0.0108 (0.67)	0.0191 (1.13)	−0.0035 (−0.60)	0.0138 (1.47)	0.0116 (1.52)	0.0035 (1.02)
puip	−0.0008 (−0.85)	−0.0006 (−0.66)	−0.0004 (−1.49)	−0.0012 (−1.00)	−0.0010 (−1.04)	−0.0002 (−1.38)
czeg	−0.0032* (−1.91)	−0.0040** (−2.33)	0.0007 (0.95)	−0.0023** (−2.54)	−0.0010 (−1.41)	−0.0013 (−1.60)
czch	−0.0015 (−0.17)	−0.0045 (−0.44)	−0.0004 (−0.08)	−0.0086 (−1.44)	−0.0074 (−1.57)	−0.0012 (−0.42)
oldch	0.0036 (1.04)	0.0051 (1.24)	−0.0026 (−1.39)	0.0005 (0.18)	0.0013 (0.57)	−0.0008 (−0.81)
depch	0.0011 (0.24)	−0.0005 (−0.07)	0.0053* (1.81)	0.0058 (1.29)	0.0006 (0.17)	0.0041 (1.09)
urb	−0.0242 (−1.51)	−0.0271** (−2.21)	0.0059 (0.62)	0.0179 (1.04)	0.0158 (1.07)	−0.0079 (−1.13)
joch	−0.0028 (−0.52)	−0.0023 (−0.32)	0.0016 (0.35)	0.0036 (0.56)	0.0062 (1.18)	−0.0054 (−1.59)
edug	0.0046*** (5.87)	0.0052*** (5.81)	−0.0003 (−0.52)	0.0023*** (3.34)	0.0029*** (5.32)	−0.0005 (−0.79)
gdpg	−0.0023 (−0.71)	−0.008 (−1.34)	0.0035 (1.49)	0.0017 (0.41)	−0.0039 (−1.15)	0.0046* (1.78)
east	1.0607*** (23.62)	1.0950*** (20.54)	0.9729*** (47.47)	1.0341*** (28.05)	1.0601*** (32.84)	0.9957*** (62.61)
cent	1.0888*** (18.85)	1.1294*** (16.59)	0.9698*** (38.67)	1.0420*** (23.80)	1.0476*** (27.25)	1.0207*** (40.87)
west	1.0839*** (23.16)	1.1578*** (15.11)	0.9546*** (28.54)	0.9844*** (22.00)	1.0078*** (25.91)	1.0023*** (52.03)
sigma	0.1372*** (4.05)	0.1812*** (4.09)	0.0818*** (4.55)			0.0748*** (4.10)
sigma_u			12098.89 0.0000	0.0507*** (5.07)	0.0541*** (5.89)	

续表

	miadv	froadv	cuadv	mimev	fromev	cumev
sigma_ e			cuadv 0.0007	0.0898 *** (18.84)	0.0710 *** (18.81)	
F 统计量	5353.18	2546.05	(0.39)			49643.09
Prob > F	0.0000	0.0000	− 0.0005			0.0000
LR test of chibar2			(− 1.37)	19.59	38.49	
Prob > = chibar2		0.0008	− 0.0011 **	0.000	0.000	

注：括号里是 t 统计量的结果。* 代表 p < 0.1，** 代表 p < 0.05，*** 代表 p < 0.01。
数据来源：根据 tobit、xttobit 回归结果整理

对于经营服务子系统，东、中、西部地区虚拟变量会显著影响全要素生产率变动、技术变动和效率变动；财政教育经费增长率会显著影响全要素生产率变动和技术变动；二级医院数增长率会显著影响技术变动。财政医疗卫生支出增长率与全要素生产率变动负相关；人均实际 GDP 增长率与技术效率变动正相关。

以上 Tobit 回归结果显示，所有影响因素中东、中、西部地区因素对全要素生产率变动、技术变动和效率变动的影响最显著，其他影响因素则不太显著，得出这样的结论很可能是因为模型设定不当，比如随机扰动项不服从正态分布或不满足同方差假定，因为 Tobit 模型对分布具有高度依赖性（颜晓畅，2018）。鉴于此，有必要对上述结果进行稳健性分析。

（三）稳健性检验

参考前人的做法，可以使用 CLAD 法对模型进行回归分析，检验 Tobit 模型结果的稳健性。表 4 - 10 展示了 CLAD 法回归结果，将结果与之前 Tobit 回归结果相比较，发现这两种估计法不仅在变量显著性上差别明显，而且 CLAD 估计值与 Tobit 估计值相差也比较大。鉴于可以将 CLAD 的估计结果大致视为对 Tobit 模型的设定检验，两种方法估计值相差较大时，可认为 Tobit 模型的设定有误，并倾向于使用 CLAD 模型。

表 4 – 10   CLAD 法对三类效率变动影响因素分析结果表

	cladmiv	cladfrov	cladcuv	cladmiadv	cladfroadv	cladmimev	cladfromev
pub	0. 0022 ***	0. 0019 ***	0. 0026 ***	– 0. 0013 ***	0. 0057 ***	– 0. 0067 ***	0. 0026 ***
thi	0. 0002 ***	– 0. 0002 ***	– 0. 0000 ***	– 0. 0006 ***	0. 0003 ***	0. 0003 ***	– 0. 0004 ***
sec	– 0. 0007 ***	– 0. 0013 ***	– 0. 0003 ***	0. 0001 ***	0. 0010 ***	0. 0016 ***	0. 0012 ***
puop	– 0. 0083 ***	– 0. 0049 ***	0. 0030 ***	0. 0043 ***	– 0. 0082 ***	0. 0126 ***	– 0. 0128 ***
puip	0. 0041 ***	0. 0037 ***	– 0. 0031 ***	0. 0021 ***	0. 0094 ***	0. 0000 ***	0. 0068 ***
czeg	0. 0004 ***	0. 0001 ***	– 0. 0002 ***	– 0. 0002 ***	– 0. 0009 ***	– 0. 0025 ***	– 0. 0009 ***
czch	– 0. 0110 ***	– 0. 0049 ***	0. 0023 ***	0. 0082 ***	– 0. 0084 ***	0. 0029 ***	– 0. 0073 ***
oldch	0. 0011 ***	0. 0038 ***	0. 0001 ***	0. 0139 ***	0. 0015 ***	– 0. 0003 ***	0. 0039 ***
depch	0. 0021 ***	– 0. 0006 ***	– 0. 0023 ***	– 0. 0060 ***	– 0. 0025 ***	0. 0138 ***	– 0. 0003 ***
urb	0. 0009 ***	– 0. 0066 ***	0. 0107 ***	0. 0060 ***	– 0. 0268 ***	0. 0625 ***	0. 0161 ***
joch	0. 0064 ***	– 0. 0064 ***	0. 0033 ***	0. 0036 ***	0. 0024 ***	– 0. 0018 ***	0. 0354 ***
edug	0. 0025 ***	0. 0020 ***	0. 0005 ***	0. 0046 ***	0. 0040 ***	0. 0006 ***	0. 0015 ***
gdpg	– 0. 0018 ***	0. 0028 ***	– 0. 0036 ***	– 0. 0089 ***	– 0. 0186 ***	0. 0092 ***	– 0. 0004 ***
east	0. 0118 ***	0. 0449 ***	0. 0105 ***	– 0. 0139 ***	– 0. 0336 ***	0. 1685 ***	– 0. 0034 ***
cent	0. 0181 ***	0. 0227 ***	0. 0084 ***	– 0. 0139 ***	– 0. 0111 ***	0. 0892 ***	0. 0457 ***
_cons	0. 9813 ***	0. 9635 ***	1. 0218 ***	1. 0588 ***	1. 2040 ***	0. 8177 ***	0. 9912 ***

注：*** 代表 $p < 0.01$。

数据来源：根据 CLAD 回归结果整理

值得注意的是，并不是所有因变量（各种效率变动指标）使用 CLAD 法回归都可以得到合意的结果。如分析行政管理子系统效率变动的影响因素时，技术效率变动指标作为因变量时，回归结果都未实现收敛，此时无法得到 CLAD 法回归结果。分析经营服务子系统时，规模报酬可变假设下的技术效率变动影响因素 CLAD 法回归时也出现了未实现收敛的情况。因此表 4 – 10 无法显示上述两个因变量 CLAD 法的回归结果。

CLAD 法回归结果表明，无论是基于整个医疗服务行业视角，还是将整个行业分为行政管理子系统和经营服务子系统，各省医疗服务行业内部结构变化、政府干预强度变化、人口结构变化、教育水平变化、经济社会发展水平变化以及医疗保险实施情况变化都会显著影响跨期全要素生产率变动、技术变动和效率变动。

第四节　本章小结

本章从各省份医疗服务供方角度研究了医疗资源配置的服务效率及其影响因素，以我国各省份的医疗服务行业整体为研究样本，基于2010年至2017年的省级面板数据，测度了多投入多产出条件下各省医疗服务行业静态和动态效率及其分解，更进一步考察了跨期效率变动的影响因素。

测度各省份医疗资源配置的静态和动态效率及其分解最主要的目的是衡量当前中国医疗资源配置不合理程度。DNDEA模型不仅测算出了各省份各年静态医疗资源配置效率得分和跨期动态效率变动，也测算出了将各省份医疗服务行业划分为行政管理和经营服务两个子系统后，各子系统各年的静态效率得分和跨期动态效率变动。研究结论如下：

①中国医疗资源配置总体上效率低下。使用DNDEA模型计算出来的效率得分低于黑箱DEA模型计算出的效率得分，抛开整个医疗服务行业存在效率损失不谈，不仅行业内部各子系统之间存在效率损失，而且跨年间的医疗资源也未能实现有效配置。

②医疗资源配置的服务效率呈现逐年上升趋势。自2010年到2017年，中国医疗资源配置的服务效率在缓慢上升，并没有出现剧烈波动，整体上呈现出缓慢上升趋势。

③东、中、西部地区医疗资源配置的服务效率差异较大。东部地区普遍医疗资源相对充裕并且被充分利用；西部地区虽然医疗资源相对匮乏，但受到政府倾斜式财政补助后，医疗资源配置的服务效率实现了提升；反观中部地区，尤其是山西省，医疗资源配置的服务效率得分很低。

④各省份医疗服务行业内部行政管理部门的资金利用效率普遍高于医疗服务部门的经营效率。大部分省份医疗服务行业资金利用是有效率的，因此，提高医疗资源配置的服务效率的关键是医院经营效率的提升。比起行政管理部门提高资金管理效率，医疗服务部门提高经营效率的空间更大，对促进医疗服务行业效率提升会有更显著的效果。

⑤医疗服务行业内部各子系统技术变动和效率变动的幅度呈现明显差异。动态效率变动方面，无论是整个医疗服务行业还是各个子系统，全要素生产率都是上升的。行政管理部门技术变动和效率变动的幅度明显大于经营服务部门，各省份医疗服务行业两个子系统全要素生产率的提升都呈现出技术进步贡献大于效率提升贡献的趋势。

⑥各类效率变动影响因素分析。各省份医疗服务行业内部结构变动、政府干预强度变动、地区经济社会发展水平变动、人口结构变动、教育水平变动以及医疗保险覆盖率变动等，不仅会显著影响整个医疗服务行业的全要素生产率变动、技术变动和效率变动，还会显著影响行业内部行政管理部门和经营服务部门的三类效率变动。

第五章　中国医疗服务效率的患者视角评价

患者对中国医疗资源配置的评价，通常可以用患者对医疗服务的满意度来测度。从需求端来看，医疗资源配置不合理会以价格管制导致过度医疗的方式，加重居民医疗负担。本章尝试使用计量分析方法研究患者对医疗资源配置的评价，并讨论中国医疗资源配置不合理对患者的消极影响。

第一节　患者视角的医疗资源配置效率表现

本章的现实出发点是基于患者视角来讨论中国医疗资源配置不合理问题。在研究中国医疗资源配置问题过程中，不容忽视的一点是居民对当前医疗资源配置不满意。居民对医疗服务行业的不满意究竟体现在哪些方面呢？

一、患者实际就医选择有限

虽然当前医疗服务行业的需求端实行了市场化改革，患者表面上拥有了自主选择就诊医院和医生的权利。但是实际上，市场中医疗服务的各种层次的需求是混杂的，并没有真正达到基本医疗服务需求与特殊私人医疗服务需求的完全分离。理论上，居民最基本的医疗服务需求应该由公立医院保障，而个性化的私人医疗服务需求应该由各种医疗服务主体竞争性提供。然而现实情况是，即使市场上确实存在大量小规模的私人医院，但各种类型的医疗服务主体的行业竞争态势更多表现在错位发展，而不是在医疗服务的私人品领域有序竞争。

无论是需求基本医疗服务的患者，还是需求高端、优质、个性化医疗服务的患者，都倾向于选择三甲医院就诊。造成这一现象的最主要原因是三甲医院拥有最优质的医疗资源，且门诊费用在政府管制下相对较低。各种层次、各种类型的医疗服务需求都蜂拥至三甲医院，市场上并没有有效将需求分层分流的机制。最终结果是患者就医选择集中在三甲医院。虽然患者就医选择看似非常多样，如公立医院、私立医院、社区医院或低等级医院，但是实际选择是出于医疗服务质量和价格考虑，患者的就医选择并没有看上去那么多，需求大量集中在三甲医院。

二、实际总医疗费用支出很大

虽然政府管制将医院的挂号费等单项收费控制在较低水平，但是患者单次看病的总花费并不少，而且时间成本非常高。一方面是因为政府诸多越位管制造成医院和医生实际出诊行为不合理，通过过度检查、过度用药等方式弥补劳动付出多于阳光收入的部分；另一方面，患者每次就医除了金钱花费，时间花费不容忽视，排队久、等待时间长、实际与医生面对面交流时间短等，都引发患者的不满情绪，就医的金钱成本、时间成本都存在人为因素造成的不合理，真实的总医疗支出水平非常高。

三、政府管制的越位与缺位

患者对医疗服务感到不满意的一个重要方面是对政府干预的不满：一方面政府越位的管制造成了本可以规避的医疗服务行业人为因素导致的不合理，导致资源的无谓浪费；另一方面，政府并没有真正为各类型医院提供公平竞争的平台，致使三甲医院在市场竞争中优势突出，而其他各种医疗服务供给主体无法与之在私人医疗服务品领域有效竞争，只能朝三甲医院不愿提供的医疗服务种类方向发展。

政府管制越位的一个广受诟病点是价格管制，政府一直以来都未彻底放松对医疗服务的价格管制。虽然政府管制价格的初衷是让居民以低廉的价格享受到基本医疗服务，但是对医疗服务供方的补偿一直存在不足和不当。因此，供方出于自身利益出现不合理行为，最终患者还得为各类不合理买单，实际花费的医疗费用不见得比无管制时少。

第二节　基于患者服务满意度的医疗服务效率评价

消费医疗服务、使用医疗资源的是每一位患者，不同地区、城乡之间医疗资源配置具有差异，因此不同地区居民医疗可及性、便利性不尽相同。全体居民既是医疗服务品的潜在消费者，又是实际消费者。从居民角度来看，医疗资源配置有效率意味着获取医疗资源便利、对政府提供的医疗服务感到满意、不存在"看病难、看病贵"问题。本节将使用微观数据研究居民对当前医疗资源配置效率评价——对医疗服务的满意度。

一、基于 Andersen 医疗服务利用模型的居民医疗服务满意度

Andersen 医疗服务使用行为模型最初是分析家庭医疗服务利用的影响因素，具体有倾向特征、使能资源和需求三类因素。其中倾向特征包含人口学特征、社会结构和健康信念等；使能资源指个人、家庭及社区拥有的资源；需求指标包括感知和评估两方面。此后，经 Andersen 几次修正，满意度进入了回归模型，最终形成了如下认知：情境特征、个体特征和医疗行为会直接影响医疗结果。个体特征和医疗服务系统会直接影响医疗服务利用情况，间接影响医疗服务的满意度。2013 年又提出情境特征、个体特征和医疗服务协同影响医疗服务满意度，情境特征和个人特征都分别涵盖倾向特征、使能资源和需求这三方面。在模型的动态发展过程中，医疗服务满意

度作为医疗结果的主要内容之一，代表了医疗服务消费方和需求方的评价。

选择使用 Andersen 医疗服务利用行为模型是具备一定的科学性的：①构建该模型的初衷就是分析医疗服务，经过多次修正，其应用的广泛程度也得以拓展，将医疗服务满意度作为分析医疗结果的指标就是最新进展的成果之一；②在多次修正过程中，该模型的解释力有所增强，复杂程度也在不断上升。依据 Andersen 医疗服务利用行为模型设定，影响满意度的因素分为情境特征、个体特征和医疗服务三方面。本节的因变量是中国居民对医疗服务的满意度评价，而自变量的选取则需要将模型和中国医疗服务体系及医疗卫生政策相结合，选择可操作且实用性强的影响因素变量。

（一）情境特征变量

情境特征变量可以视为会影响居民医疗服务利用的外界环境变量，如医疗卫生政策，具体涵盖拥有医疗保险的类型（基本医疗保险和商业医疗保险）。拥有医疗保险与否以及拥有的类型会影响居民就医选择和实际医疗负担。此外，居民对政府出台的与医疗卫生保健相关的政策公平感知也应该考虑在内，如此本节情境特征具体集中在外部政策环境变量上。

（二）个体特征变量

个体特征变量即居民的人口特征和社会属性，包括年龄、性别、居住地、受教育程度、健康状况、社会地位等指标。

（三）医疗服务变量

这里是指每位居民医疗服务利用情况，居民居住地医疗资源分布状况会直接影响其医疗服务使用，医疗资源的充足性、资源的均衡性和便利性等都是适宜的指标。

二、变量与数据

（一）数据来源

本节从居民的视角出发研究医疗服务消费者和需求者对中国医疗资源配置和医疗服务效率的评价，参考前人文献后发现，适宜使用中国综合社会调查（Chinese General Social Survey，CGSS）数据来研究。

CGSS 是我国最早的全国性、综合性、连续性学术调查项目，始于 2003 年，由中国人民大学中国调查与数据中心负责数据搜集和整理发布。涉及居民对医疗服务满意度的数据最早出现在 2005 年，详细问题是"居民对政府在为患者提供医疗服务方面的表现是否满意"。之后在 2011 年出现"总的来说，居民对中国的医疗卫生系统满意吗"这个问题。2013 年数据中不仅包含居民对于医疗卫生公共服务的总体满意度，还包含对医疗卫生公共服务的各个方面的满意程度评价。2015 年数据中既有"居民对政府在为患者提供医疗服务方面的表现是否满意"，又有"综合考虑各个方面，居民对于医疗卫生公共服务的总体满意度"。

2005 年问卷应答率是 62.1%，样本量是 10372；2011 年问卷应答率是 72.56%，样本量是 5620；2013 年问卷应答率是 72.17%，样本量是 11438；2015 年样本量是 10968。虽然各年样本数各不相同，但是可以将各年截面数据回归结果相比较，分析居民医疗服务满意度动态变化情况。

CGSS 调查数据是目前国内研究社会问题的权威微观数据，大多应用于科研、教学、政府决策之中，大量研究成果都是基于该数据库的数据，由此可见研究时使用 CGSS 数据是适合的。

（二）变量选择

前文在分析居民医疗服务满意度模型框架时已将自变量分为三

类：外部政策环境、个体特征和医疗服务利用情况。这里将依据不同年份数据库内各类变量数据的可得性，分别详细介绍回归过程中会用到的因变量和自变量指标。

1. 因变量

本节研究的是居民对医疗服务的满意度，具体指标详见表 5 - 1，在 CGSS 数据库里不同年份的问题有些微差别：2005 年是依据受访者"对政府在为患者提供医疗服务方面的表现是否满意"这一问题来体现，该问题对应的指标变量是因变量（satis）。2011 年问卷出现"总的来说，中国的医疗卫生系统没有效率"和"总的来说，对中国的医疗卫生系统满意吗"这两个问题，前一个是居民对医疗资源配置效率的主观评价（eff），后一个是居民医疗服务满意度（satis），都适合选为因变量。2013 年问卷中将医疗卫生公共服务细分为十种：城乡居民健康档案服务；健康教育服务；预防接种；传染病防治；儿童、孕产妇、老年人保健；慢性病管理；重性精神疾病管理；卫生监督协管（食品、饮水、公共场所等）；基本药物制度；药品安全管理。可作为因变量的指标既有居民对医疗卫生公共服务的总体满意度（satis），又有对医疗卫生公共服务的各个方面的满意程度评价（satis1—satis10）。2015 年问卷中既有"居民对政府在为患者提供医疗服务方面的表现是否满意"（satis a），又有"综合考虑各个方面，居民对于医疗卫生公共服务的总体满意度"（satis b），这两个指标皆可作为因变量。

表 5 - 1　　　　　　　　　　　各年因变量指标

变量	名称	变量界定	年份
satis	总体满意度	1 = 非常满意；2 = 满意；3 = 一般；4 = 不满意；5 = 非常不满意	2005、2015（satis a）
	总体满意度	1 = 完全满意；2 = 很满意；3 = 比较满意；4 = 说不上满意不满意；5 = 比较不满意；6 = 很不满意；7 = 完全不满意	2011
	总体满意度	取值 0 - 100，0 = 完全不满意，100 = 完全满意	2013、2015（satis b）

续表

变量	名称	变量界定	年份
satis1	城乡居民健康档案服务	1 = 非常不满意； 2 = 不太满意； 3 = 说不清满意不满意； 4 = 比较满意； 5 = 非常满意	2013
satis2	健康教育服务		
satis3	预防接种		
satis4	传染病防治		
satis5	儿童、孕产妇、老年人保健		
satis6	慢性病管理		
satis7	重性精神疾病管理		
satis8	卫生监督协管		
satis9	基本药物制度		
satis10	药品安全管理		
eff	"没有效率"同意否	1 = 非常同意；2 = 同意；3 = 说不上同意不同意；4 = 不同意；5 = 非常不同意	2011

数据来源：CGSS 数据库历年调查问卷

2. 自变量

（1）外部政策环境

情境特征在本节分析中具化为外部政策环境变量，具体包含医保政策和医疗服务相关政策公平性两方面。医保政策可大致分为基本医疗保险和商业医疗保险两部分，2005 年问卷中将单位/公司为受访者提供的医疗相关保险和补贴分为三类：公费医疗、基本医疗保险和补充医疗保险。2011 年问卷将受访者目前享有的医疗保险分为四类：没有医疗保险、公费医疗/基本医疗保险、个人购买的商业医疗保险、单位或其他组织提供的附加医疗保险。2013 年和 2015 年问卷将受访者参加的医保相关社会保障项目分为两类，分别是：城市基本医疗保险/新型农村合作医疗保险/公费医疗；商业性医疗保险。这里将公费医保和基本医疗保险统称为基本医保（jbyb），将补充医疗保险、附加医保和商业医保统称为商业医保（syyb）。

关于医疗服务相关政策是否公平（fair），2005年问卷中"总体来说，政府是否应该或有责任提供人人有医疗保险福利"这一问题所代表的指标可以用来表征公平性。2011年问卷中"比起低收入的人，高收入的人能够负担得起更好的医疗保健，您觉得这公平吗"这个问题可以用来表征公平性指标。2013年受访者"觉得目前医疗卫生公共服务过于市场化而其公共性不足的情况严不严重"这一问题代表的数据指标可以用来表征公平性。2015年问卷中"总体来说，政府是否应该或有责任提供人人有医疗保险福利"这一问题所代表的指标可以用来表征公平性。

（2）个体特征

个体特征变量包括性别（gender）、年龄（age）、户籍、受教育程度（edu）、健康状况（health）和个人所处社会地位（social）等。户籍指标既包含居民城乡信息（urban），又包含东、中、西部地域信息（east、cent和west）。虽然各年问卷中详细划分了受访者最终完成的最高教育程度，回归时将教育程度分为三类：1代表没有受过正式教育，2代表初中及以下，3代表高中及以上。健康状况变量对应CGSS数据库中健康自评问题，2005年问卷中"总的来说，您认为您上个月的健康状况是怎样的呢？"的回答包括"非常好、很好、好、一般、不好、非常不好"六类；2011年问卷中"总的来说，您认为您的健康状况如何（这里说的健康包括生理和心理健康）"的回答包括"非常好、很好、好、一般、差"五类；2013年和2015年问卷中"您觉得您目前的身体健康状况是"的回答包括"很不健康、比较不健康、一般、比较健康、很健康"五类。

个人所处社会地位变量对应CGSS数据库中自评的社会经济地位层次，2005年问卷中"您家的社会经济地位在本地大体属于哪个层次？"的回答包括"上层、中上层、中层、中下层、下层"五类；2011年、2013年和2015年问卷中"您认为您自己目前在哪个等级上"的回答选项包括1—10个等级，1代表最底层，10代表最顶层。

（3）医疗资源

医疗资源占有变量包括居民获取医疗服务的便利性和居住地医疗资源充足性。CGSS数据库中没有直接与整个医疗服务行业资源配置相关的问题，但是有医疗卫生公共服务资源布局评价。现实生活中医疗服务行业内各医疗机构既向居民提供医疗卫生公共服务，又向居民提供私人医疗服务，如此居民对医疗卫生公共服务资源配置评价是整个医疗服务行业资源配置评价的组成部分之一，可以将居民对医疗卫生公共服务的主观评价用来近似替代居民对整个医疗服务行业资源配置状况的评价。数据库中有关医疗卫生公共服务资源布局评价的指标大致可分为三类：医疗卫生公共服务资源的充足程度（enough）、分布的均衡程度（balan）和便利程度（conv）。

2005年问卷中"您认为政府在医疗卫生方面的投入应该是增加还是减少呢"这个问题对应的变量可以视为表征医疗资源配置充足性的指标。2011年问卷中问题"您家附近的地方不能提供您需要的医疗服务"对应着医疗资源可及性和就医便利性指标，而"人们在使用医疗卫生服务时，往往超出了必要"观点评价对应着医疗资源充足性指标。2013年问卷中问题"您觉得目前医疗卫生公共服务资源是否充足"对应着医疗资源充足性指标，问题"您觉得目前医疗卫生公共服务资源在不同地区间的分配是否均衡"对应着医疗资源配置均衡性指标，问题"您觉得目前获得医疗卫生公共服务是否方便"对应着居民就医便利性指标。2015年问卷中问题"我国目前公共服务总体上各个方面的满意程度——公共服务资源的充足程度""我国目前公共服务总体上各个方面的满意程度——公共服务资源分布的均衡程度"和"我国目前公共服务总体上各个方面的满意程度——获取公共服务的便利程度"分别对应着医疗资源配置充足性、分布均衡性和就医便利性指标。

表5-2展示了自变量中一些类别变量的数值界定，如教育水平

变量分为三类，数值由小到大代表受教育程度逐渐上升。值得注意的是，医保公平性、健康状况、社会阶层、资源布局评价等变量指标在不同年度数值由小到大代表的程度是有差异的，在讨论回归结果各变量系数正负差异时需要尤其小心。

表 5 - 2　　　　　　　　各年部分自变量指标

变量	名称	变量界定	年份
fair	政府是否应该或有责任提供人人有医疗保险福利	1 = 绝对应该/绝对有责任；2 = 可能应该/可能有责任；3 = 可能不应该/可能没有责任；4 = 绝对不应该/绝对没有责任	2005、2015
	高收入者医疗保健更好，这公平吗	1 = 非常公平；2 = 比较公平；3 = 说不上公平不公平；4 = 比较不公平；5 = 非常不公平	2011
	医疗服务公共性不足严重否	1 = 非常严重；2 = 比较严重；3 = 一般；4 = 不太严重；5 = 一点也不严重	2013
edu	教育水平	1 = 没有受过正式教育；2 = 初中及以下；3 = 高中及以上	2005—2015
health	健康状况	1 = 非常好；2 = 很好；3 = 好；4 = 一般；5 = 不好；6 = 非常不好	2005
		1 = 非常好；2 = 很好；3 = 好；4 = 一般；5 = 差	2011
		1 = 很不健康；2 = 比较不健康；3 = 一般；4 = 比较健康；5 = 很健康	2013、2015
social	社会阶层	1 = 上层；2 = 中上层；3 = 中层；4 = 中下层；5 = 下层	2005
		取值1—10，1 = 最底层，10 = 最顶层	2011—2015
enough	政府在医疗卫生方面的投入应该增还是减	1 = 增加很多；2 = 增加一点；3 = 保持现状；4 = 减少一些；5 = 减少很多	2005
	医疗服务利用超出了必要，同意否	1 = 非常同意；2 = 同意；3 = 说不上同意不同意；4 = 不同意；5 = 非常不同意	2011
	医疗资源是否充足	1 = 非常充足；2 = 比较充足；3 = 一般；4 = 不太充足；5 = 非常不充足	2013
	公共服务资源充足满意度	1 = 非常不满意；2 = 不太满意；3 = 说不清满意不满意；4 = 比较满意；5 = 非常满意	2015

续表

变量	名称	变量界定	年份
conv	住家附近的地方能提供需要的医疗服务	1 = 是，0 = 否	2011
	获得医疗服务是否方便	1 = 非常方便；2 = 比较方便；3 = 一般；4 = 不太方便；5 = 非常不方便	2013
	获得公共服务便利程度满意度	1 = 非常不满意；2 = 不太满意；3 = 说不清满意不满意；4 = 比较满意；5 = 非常满意	2015
balan	医疗资源在不同地区间的分配是否均衡	1 = 非常均衡；2 = 比较均衡；3 = 一般；4 = 不太均衡；5 = 非常不均衡	2013
	公共服务资源分布的均衡程度满意度	1 = 非常不满意；2 = 不太满意；3 = 说不清满意不满意；4 = 比较满意；5 = 非常满意	2015

数据来源：CGSS 数据库历年调查问卷

（三）模型选取

由表 5 - 1 可知，各年因变量指标都是含有排序的离散变量，回归时需要使用排序模型。而 2013 年和 2015 年受访者对医疗服务满意度出现了 0—100 打分制，虽然数值越大代表越满意，但是使用排序模型时切点过多，故 0—100 打分制变量指标直接视为连续变量，使用线性回归模型即可。而其他取值有限（＜10）的类别变量需要使用 ordered logit 模型回归。ordered logit 模型表达式如下：

$$P(y = j \mid x_i) = \frac{1}{1 + e^{-(\alpha + \beta x_i)}} \tag{5.1}$$

其中，x_i 是第 i 个自变量，y 的赋值是有序的离散变量（1，2，3，4，…），其数值是实际观测值，代表受访者对医疗服务满意度和医疗服务效率的评价。这里引入一个潜在变量 y^*，该变量的值是无法直接观测的，满足 $y^* = X'\beta + \varepsilon_i$，$X$ 是因变量向量，β 是待估参数向量，ε_i 是模型的扰动项。

估计出 β 和 ε_i 后，可以计算 y 等于各个离散取值的概率，表达式是：

$$P(y = j \mid X) = \frac{e^{-(\alpha + \beta x_i)}}{1 + e^{-(\alpha + \beta x_i)}} \qquad (5.2)$$

三、计量回归结果

本节计量分析居民对医疗服务满意度和医疗服务效率评价时使用的是各年截面数据，没有使用面板数据的原因是各年样本不一且各变量指标跨年间的数值并不是一直衡量相同的内容。鉴于 CGSS 是调查数据，使用面板数据回归时若使用固定效应模型会损失多数跨期不变的变量，如性别等，而这些跨期恒定变量理论上会影响满意度和效率评价。因此，本节使用截面数据回归具有合理性。

在回归之前，需要检查所有变量之间的相关性，自变量之间若存在高度线性相关，会使得回归系数有偏，因此在相关系数检验后需要调删具有高度共线性的自变量。表 5－3 展示了各年所有因变量和自变量的样本数、均值和方差。所有变量的相关性检验结果显示，只有 2015 年医疗资源充足性、均衡性和便利性三个变量之间的相关系数均超过 0.6，其他各年自变量之间并没有高度共线性。因此在使用 2015 年数据回归时，地区医疗资源配置充足性、均衡性和便利性这三个变量不可以同时加入计量模型。

表 5－3　　　　　　　　　所有变量基本统计量

变量	2005 年		2011 年		2013 年			2015 年		
	样本数	均值	样本数	均值	样本数	均值	方差	样本数	均值	方差
satis	10224	3.06	5561	3.51	5703	65.99	15.48			
satis1					5595	3.16	0.83			
satis2					5652	3.16	0.87			
satis3					5725	3.70	0.78			
satis4					5687	3.47	0.83			
satis5					5712	3.28	0.91			

续表

变量	2005 年		2011 年		2013 年			2015 年		
	样本数	均值	样本数	均值	样本数	均值	方差	样本数	均值	方差
satis6					5625	3.03	0.82			
satis7					5593	3.01	0.78			
satis8					5641	2.86	0.96			
satis9					5616	2.95	0.91			
satis10					5651	2.87	0.96			
satis a								10846	2.64	0.91
satis b								10735	69.76	17.93
eff			5302	3.01						
jbyb	6025	0.54	5609	0.75	11379	0.90	0.30	10917	0.91	0.28
syyb	5584	0.18	5609	0.10	10934	0.09	0.28	10747	0.09	0.28
fair	10273	1.40	5493	3.14	5579	2.60	0.86	10899	1.34	0.52
gender	10372	0.47	5620	0.46	11438	0.50	0.50	10968	0.47	0.50
age	10372	44.70	5620	48.16	11437	48.60	16.39	10968	50.40	16.90
urban	10372	0.59	5620	0.57	11438	0.61	0.49	10968	0.59	0.49
east	10372	0.45	5620	0.36	11438	0.40	0.49	10968	0.40	0.49
cent	10372	0.30	5620	0.39	11438	0.35	0.48	10968	0.35	0.48
west	10372	0.20	5620	0.24	11438	0.21	0.40	10968	0.25	0.43
edu	10361	2.22	5618	2.18	11432	2.22	0.66	10939	2.21	0.66
health	10372	2.93	5593	3.18	11436	3.71	1.08	10961	3.61	1.07
social	10372	3.67	5607	4.15	11395	4.31	1.68	10862	4.32	1.64
enough	10156	1.75	5307	2.63	5717	2.88	0.89	10567	3.15	0.91
balan					5607	3.32	0.90	10490	2.97	0.93
conv			4391	0.86	5753	2.69	0.92	10571	3.15	0.94

数据来源：作者整理

(一) 2005 年数据回归结果

2005 年截面数据的因变量是排序的离散变量，ordered logit 模型回归结果见表 5 - 4，其中系数的正负号有意义，而系数值大小无意义。计算每个自变量的平均边际效应，讨论每个自变量对因变量各个离散取值的平均边际影响。

表 5 - 4　　　　　2005 年数据回归结果和平均边际效应

自变量	系数	自变量	因变量取值	平均边际效应	自变量	因变量取值	平均边际效应
jbyb	0.01		1	0.00**		1	-0.00***
syyb	-0.16**		2	0.03**		2	-0.01***
fair	-0.25***	syyb	3	0.00**	health	3	-0.00***
gender	-0.04		4	-0.03**		4	0.01***
age	0.00		5	-0.01**		5	0.00***
urban	-0.02		1	0.01***		1	-0.00***
cent	-0.01		2	0.04***		2	-0.03***
west	0.1	fair	3	0.01***	social	3	-0.00***
edu	0.16***		4	-0.04***		4	0.03***
health	0.08***		5	-0.01***		5	0.01***
social	0.16***		1	-0.00***		1	0.00***
enough	-0.19***		2	-0.03***		2	0.03***
cut1	-3.20***	edu	3	-0.00***	enough	3	0.01***
cut2	-0.54**		4	0.03***		4	-0.03***
cut3	1.03***		5	0.01***		5	-0.01***
cut4	3.24***	Pseudo R^2	0.0112	aic	14401.15	LR chi2	162.88
N	5419			bic	14506.71	Prob > chi2	0.0000

注：**、***分别代表在5%以及1%统计水平上显著。

数据来源：根据回归结果整理

回归结果显示，商业医保持有、医保公平性、教育、健康状况、社会地位和医疗资源配置充足性会显著影响居民医疗服务满意度。相比没有商业医保的居民，拥有商业医保的居民对政府提供医疗服务的表现评价是非常满意、满意和一般的概率更高，评价是不满意和非常不满意的概率更低。出现这种结果可能的原因是拥有商业医保的居民在消费医疗服务品方面的自费负担相对较轻，因此会选择多消费，多消费医疗服务会使得自身健康状况提升，消费者的感知是购买医疗服务后健康状况提升，故对医疗服务的满意度也随之上升。

越是觉得政府没有责任提供公平医保福利的居民，其对医疗服务满意度评价是正面的概率越高。

受教育程度越高的居民对医疗服务满意度的评价越低，这是因为高学识的居民掌握更多关于医疗服务和健康方面的知识，对政府提供医疗服务的质量有更高要求，在对医疗服务满意度评价时会有更加严苛的标准，因此满意度评价会相对较低。

健康状况越差的居民对医疗服务的满意度评价越低。虽然健康状况差是多因素造成的，但是医疗资源配置不合理（如医疗资源不可及、不便利，医疗费用负担过重等）是造成健康状况差的不可忽视因素，忍受着不利外部医疗环境的患者肯定会对医疗服务的满意度评价较低。

社会地位越低的居民对医疗服务满意度评价也越低。处于社会阶层的下层常常伴随着健康状况差、收入低、有病不能医等状况，这部分居民消费医疗服务品的概率很低，而且其购买的医疗服务通常是低价格、低质量，对医疗服务的满意度评价自然也是负面的。

（二）2011 年回归结果

2011 年截面数据的因变量是排序的离散变量，ordered logit 模型回归结果见表 5 - 5，其中系数值大小无意义，有意义的是各个自变量的平均边际效应。

表 5 - 5　　　　　　　2011 年数据回归结果和平均边际效应

自变量	满意度系数	效率评价					
		系数	变量		平均边际效应	变量		平均边际效应
jbyb	- 0.02	- 0.01	fair	1	0.01 ***	west	1	- 0.03 ***
syyb	0.24 **	- 0.15		2	0.03 ***		2	- 0.10 ***
fair	0.30 ***	- 0.17 ***		3	0.00		3	- 0.00
gender	0.05	- 0.01		4	- 0.03 ***		4	0.11 ***
age	- 0.01 ***	0.00 *		5	- 0.01 ***		5	0.02 ***
urban	0.67 ***	- 0.23 ***	age	1	- 0.00 **	health	1	0.00 ***
cent	- 0.20 ***	0.11		2	- 0.00 *		2	0.01 ***
west	- 0.92 ***	0.60 **		3	- 0.00		3	0.00
edu	0.28 ***	- 0.00		4	0.00 *		4	- 0.02 ***
health	0.24 ***	- 0.08 ***		5	0.00 *		5	- 0.00 ***
social	- 0.15 ***	0.07 ***	urban	1	0.01 ***	enough	1	- 0.01 ***
enough	- 0.18 ***	0.26 ***		2	0.04 ***		2	- 0.04 ***
conv	- 0.37 ***	0.13		3	0.00		3	- 0.00
cut1	- 3.63 ***	- 2.36 ***		4	- 0.04 ***		4	0.05 ***
cut2	- 1.60 **	- 0.02		5	- 0.01 ***		5	0.01 ***
cut3	0.88 ***	0.92 ***				social	1	- 0.00 ***
cut4	1.75 ***	3.87 ***					2	- 0.01 ***
cut5	2.97 ***						3	- 0.00
cut6	4.25 ***						4	0.01 ***
Pseudo R^2	0.0690	0.0241					5	0.00 ***
LR chi2	871.01	256.58						
Prob > chi2	0.0000	0.0000						

注：* 、** 、*** 分别代表在 10% 、5% 以及 1% 统计水平上显著。

数据来源：根据回归结果整理

　　回归结果显示，商业医保持有、医保公平性、年龄、城乡和地域差异、教育、健康状况、社会地位、医疗资源配置充足性和便利性会显著影响居民对医疗服务满意度的评价。医保公平性、年龄、城乡和地域差异、健康状况、社会地位、医疗资源配置充足性会显著影响居民对医疗卫生系统的效率评价。

教育、健康状况和社会地位变量的平均边际效应与 2005 年结论类似，但是其他变量的平均边际效应与 2005 年的结果相比，出现了明显差异。持有商业医保的居民对医疗服务满意度相对更低，这反映出当前中国商业医保的局限性，商业医保可以报销的疾病种类有限，持有商业医保的居民在医药费方面并不一定会实现自付负担减轻，拥有商业医保意味着保费支出，如此这部分居民的医疗服务满意度评价下降。

认同"高收入者医疗保健更好"的居民对医疗服务满意度的评价更高。相比农村居民，城市居民的满意度评价更低。西部地区的居民满意度评价最高，中部次之，东部最低。越是不认同"医疗服务利用超出了必要"观点的居民，其满意度评价是正面的概率越高。对当前医疗服务行业过度医疗现象持认同观点的居民，即是承认当前医疗资源配置和使用不合理，这部分居民对医疗服务的满意度评价自然较低。同意"家附近的地方能提供需要的医疗服务"的居民，满意度评价是完全满意、很满意和比较满意的概率更高。医疗可及性高意味着就医方便、省时，如此自然会对医疗服务感到满意。

相比认为"高收入者医疗保健更好，这非常公平"的居民，认为"高收入者医疗保健更好，这非常不公平"的居民，认同"中国的医疗卫生系统没有效率"的概率更高。认为高收入者有权接受更优医疗保健不公平的居民是追求医疗服务普惠公平者，这部分人认为当前中国医疗卫生系统没有效率，即当前医疗资源配置效率在普惠大众方面是低效的。

年龄越长的居民认为"中国的医疗卫生系统有效率"的概率越高，认为"中国的医疗卫生系统没有效率"的概率越低，这反映了年长者评价医疗资源配置效率宽容度很高。另外，有可能是年长者阅历较多，经历并深刻体会过 1949 年到 20 世纪 90 年代医疗资源极度短缺和贫乏的岁月，故在 21 世纪对医疗资源配置效率的评价比较高；抑或是年长者普遍学历较低，不了解也不知道发达国家医疗资源优化配置成果，故盲目认为当前医疗资源配置效率很高。

相比农村居民，城市居民认为"中国的医疗卫生系统没有效率"的概率更高。出现这种结果的原因可能是医疗资源拥挤更多地出现在城市大医院，对于城市居民来说"看病难、看病贵"体验比农村居民更真切，因此城市居民更容易认为当前医疗资源配置效率低下。

对于西部地区居民，认为"中国的医疗卫生系统有效率"的概率更高。相比东部和中部，西部地区医疗资源相对贫乏，认为当前医疗卫生系统有效率的西部地区居民反映出对医疗资源配置增量提质的渴求。

健康状况越差的居民认为"中国的医疗卫生系统没有效率"的概率越高。处于越高社会阶层的居民认为"中国的医疗卫生系统没有效率"的概率越低，反倒是低社会阶层居民更容易认为医疗资源配置效率低下，出现这种结果的原因可能是低社会阶层的居民可利用的医疗资源少，于是这部分居民将医疗资源可及性差归咎于资源配置不合理。

越是觉得"医疗服务利用超出了必要"的居民，认为"中国的医疗卫生系统没有效率"的概率越高。对于认为"人们在使用医疗卫生服务时，往往超出了必要"的居民，他们觉得医疗资源在使用上出现了浪费，那么究其原因，必定是由医疗资源配置不合理造成的。

（三）2013 年回归结果

2013 年数据里衡量总体医疗服务满意度评价的指标是取值 0—100 的打分，这里将之视为连续变量；而衡量医疗卫生公共服务十个细分类别的满意度评价指标是取值 1—5 的排序变量，回归时使用 ordered logit 模型。回归结果见表 5 -6，其中系数值大小虽无意义，但是正负号和显著性是有意义的。回归结果显示，基本医保持有、医保公平性、年龄、城乡和地域差异、教育、健康状况、社会地位、医疗资源配置充足性、均衡性和便利性会显著影响居民对整体医疗服务满意度评价。这些影响因素同样会影响居民对医疗卫生公共服务十个细分类别的满意度评价，表5-6只列出了与居民医疗服务消费密切相关的六个细分类别的满意度评价回归结果，其他四个类别的回归结果也是类似的。

表5-6   2013年回归结果

变量	satis	satis3	satis4	satis5	satis6	satis7	satis10
jbyb	5.58 ***	0.38 ***	0.21 **	0.25 ***	0.13	0.13	0.13
syyb	-0.13	0.01	-0.00	0.06	-0.01	-0.06	-0.04
fair	7.08 ***	0.04	0.10 ***	0.20 ***	0.18 ***	0.13 ***	0.36 ***
gender	0.27	-0.10 *	0.07	0.03	-0.05	0.01	-0.02
age	0.29 ***	-0.00	0.00 *	0.00 **	0.01 ***	0.00 *	-0.00
urban	-2.00 ***	-0.11 *	-0.03	-0.16 **	-0.10	-0.06	-0.31 ***
east	12.10 ***						
cent	11.60 ***	-0.23 ***	-0.17 ***	-0.38 ***	-0.14 **	-0.11 *	0.10
west	14.42 ***	0.39 ***	0.33 ***	0.26 ***	0.22 ***	0.23 ***	0.24 ***
edu	3.87 ***	0.04	-0.00	0.03	-0.06	-0.08	-0.08
health	3.46 ***	0.06 **	0.06 **	0.06 **	0.11 ***	0.06 **	-0.05 *
social	1.03 ***	0.04 **	0.04 **	0.08 ***	0.04 ***	0.03 *	-0.01
enough	-2.49 ***	-0.33 ***	-0.46 ***	-0.52 ***	-0.44 ***	-0.43 ***	-0.41 ***
balan	1.18 ***	0.02	-0.03	-0.20 ***	-0.22 ***	-0.25 ***	-0.31 ***
conv	-2.18 ***	-0.36 ***	-0.27 ***	-0.28 ***	-0.17 ***	-0.10 *	-0.19 ***
cut1		-5.88 ***	-5.52 ***	-5.69 ***	-4.97 ***	-5.12 ***	-4.97 ***
cut2		-3.61 ***	-3.10 ***	-2.91 ***	-2.45 ***	-2.94 ***	-2.84 ***
cut3		-2.00 ***	-1.35 ***	-1.40 ***	-0.10	-0.27	-1.18 ***
cut4		1.46 ***	1.96 ***	1.88 ***	2.93 ***	2.57 ***	2.18 ***
N	5210	5225	5209	5220	5171	5158	5191

续表

变量	satis	satis3	satis4	satis5	satis6	satis7	satis10
R^2	0.9522	0.0425	0.0473	0.0763	0.0579	0.0475	0.0729
AIC	42879.56	10853.14	11763.86	12294.17	11825.66	11472.26	13038.18
BIC	42977.94	10971.24	11881.91	12412.25	11943.57	11590.13	13156.17
LR chi2		480.12	582.68	1012.80	724.21	570.05	1022.04
Prob > chi2		0.0000	0.0000	0.0000	0.0000	0.0000	0.0000

注：＊、＊＊、＊＊＊分别代表在10%、5%以及1%统计水平上显著。

数据来源：根据回归结果整理

拥有基本医疗保险的居民对医疗服务满意度评价更高，这反映出居民对政府提供基本医保的积极态度。认为医疗服务公共性严重不足的居民对医疗服务满意度评价越低，由此可知民众对于医疗卫生公共服务过于市场化而其公共性不足的情况非常担忧，认为公共性不足是造成医疗资源配置不当的主因。年长者对医疗服务的满意度评价高于年幼者，城市居民对医疗服务满意度评价低于农村居民，西部居民对医疗服务的满意度评价最高、东部次之、中部最低，学历、健康状况、社会地位、地区医疗资源充足程度、获得医疗服务的便利程度和医疗资源在不同地区间分配的均衡程度都与医疗服务满意度正相关。

（四）2015年数据回归结果

前文自变量相关性检验指出，2015年数据回归时地区医疗资源充足性、均衡性和便利性三个指标不可以同时进入估计模型，因此选择将这三个指标依此加入估计模型中。因变量satis a是取值1—5的排序满意度指标，数值越大代表居民医疗服务满意度评价越低，对该因变量使用ordered logit模型回归；因变量satis b是取值0—100的打分满意度评价指标，数值越大代表居民对医疗服务满意度评价越高，回归时将该变量视为连续变量。

回归结果显示，很多自变量对居民医疗服务满意度评价的影响方向同2005—2013年的回归结果完全一致，详见表5-7。相比没有基本医疗保险的居民，拥有基本医保的居民对医疗服务满意度评价更高，该结论同 2013 年回归结果一致，可见中国基本医疗保险的保障程度在一定程度上是受到居民认可的。认为政府没有责任提供公平医保福利的居民，其对医疗服务的满意度评价更高，这一结论与 2005 年回归结果一致。女性比男性对医疗服务的满意度评价更高，可见对医疗服务的满意度评价是存在性别差异的。

表 5 – 7　　　　　　　　　2015 年数据回归结果

变量	satis a			satis b		
jbyb	− 0. 29 ***	− 0. 29 ***	− 0. 31 ***	1. 55 ***	1. 74 ***	1. 78 ***
syyb	0. 03	0. 05	0. 02	− 0. 56	− 0. 64	− 0. 49
fair	− 0. 02	0. 01	− 0. 03	1. 09 ***	0. 78 **	1. 18 ***
gender	0. 04	0. 05	0. 06	− 0. 63 *	− 0. 60 *	− 0. 65 *
age	− 0. 00 ***	− 0. 00 ***	− 0. 01 ***	0. 06 ***	0. 06 ***	0. 07 ***
urban	0. 54 ***	0. 51 ***	0. 52 ***	− 3. 69 ***	− 3. 52 ***	− 3. 64 ***
east				39. 27 ***	41. 96 ***	40. 23 ***
cent	− 0. 28 ***	− 0. 27 ***	− 0. 27 ***	41. 62 ***	44. 22 ***	42. 67 ***
west	− 0. 57 ***	− 0. 53 ***	− 0. 57 ***	43. 31 ***	45. 65 ***	44. 42 ***
edu	0. 18 ***	0. 17 ***	0. 18 ***	− 0. 55 *	− 0. 43	− 0. 50
health	− 0. 07 ***	− 0. 06 ***	− 0. 07 ***	1. 00 ***	0. 98 ***	0. 91 ***
social	− 0. 08 ***	− 0. 08 ***	− 0. 07 ***	1. 10 ***	1. 10 ***	1. 07 ***
enough	− 0. 62 ***			5. 74 ***		
balan		− 0. 59 ***			5. 23 ***	
conv			− 0. 58 ***			5. 33 ***
cut1	− 5. 60 ***	− 5. 33 ***	− 5. 45 ***			
cut2	− 2. 54 ***	− 2. 29 ***	− 2. 42 ***			
cut3	− 0. 96 ***	− 0. 71 ***	− 0. 84 ***			
cut4	1. 31 ***	1. 56 ***	1. 44 ***			
N	10155	10087	10153	10090	10029	10091
R^2	0. 0574	0. 0546	0. 0555	0. 9470	0. 9463	0. 9468

续表

变量	satis a			satis b		
AIC	24466.55	24379.41	24522.54	85307.89	84924.07	85365.12
BIC	24582.16	24494.92	24638.15	85401.74	85017.85	85458.97
LR chi2	1488.21	1407.13	1437.72			
Prob > chi2	0.0000	0.0000	0.0000			

注：＊、＊＊、＊＊＊分别代表在10%、5%以及1%统计水平上显著。

数据来源：根据回归结果整理

年纪越长的居民对医疗服务的满意度评价越高，农村居民对医疗服务的满意度高于城市居民，西部地区居民对医疗服务的满意度最高、中部次之、东部相对最低，学历与医疗服务满意度评价成反比，居民健康状况、社会地位、医疗资源配置的充足性、均衡性和便利性都与其医疗服务满意度评价正相关，这些结论同2005—2013年数据回归结果一致，可推知这些影响因素对医疗资源配置满意度评价的影响是持续且稳健的。

（五）各年回归结果小结

综合2005—2015年数据回归结果，可以总结出以下几点结论：

1. 基本医疗保险的保障作用是在近几年才开始显现的

基本医保持有显著提升居民医疗服务满意度评价发生在2013年和2015年，在此之前基本医保覆盖率不够，也不够成熟，相关保障措施并未落实，没能真正让民众享受到基本医疗保险福利。但自2013年起，基本医保的托底保障作用开始显现，普通民众也切实感受到自身福利的提升，进而调高自身对医疗资源配置的满意度评价。

2. 个体特征和地区特征会对居民医疗服务满意度评价产生显著影响

年龄、健康状况、社会地位与满意度评价正相关，户籍、受教育程度与满意度评价负相关（2013年除外）。农村居民对医疗服务的满意度评价高于城市居民，西部地区居民对医疗服务的满意度评价高于东、中部地区居民。

地区特征主要是指居民居住地医疗资源充足程度、获得医疗服务的便利程度和医疗资源在不同地区间分配的均衡程度。当居民对这三方面的评价都是正面时，即表示当地医疗资源配置是合理的，居民对资源配置有效率的医疗服务行业感到满意是自然的事。

相比20世纪90年代之前的各种医疗资源严重短缺，中国医疗资源配置状况虽然已经在量上实现了跨越式提升，但在城乡和东中西分配结构上仍不合理。渴求更多人力、物力医疗资源投资的农村地区和西部地区居民，对政府在医疗资源配置增量提质方面的作为有很大期望。而东部地区和城市地区居民饱受医疗资源配置拥挤和"看病难、看病贵"之苦，对当前中国医疗服务行业的满意度评价和医疗资源配置效率评价都是负面的。

3. 从居民主观感知的角度，中国医疗资源配置逐年趋于合理化

2005—2015年数据中有相当多有关居民对医疗资源配置状况的主观评价，以及对政府在影响医疗资源配置方面的作用评价，这些数据指标的跨期变动情况展示了居民对医疗服务行业变化的感知和评价，也揭示了居民对政府提供医疗服务的态度变化。

围绕政府是否有责任为每一位国民提供医疗保险，2005年持肯定态度的居民高达93.19%，而2015年该比例进一步上升至97.33%，可见随着时间的推移，居民越来越同意政府应该兜底保障医疗卫生公共服务。

2005年觉得政府在医疗卫生方面仍需增加投入的居民占86.20%，其中39.16%的居民认为需要增加很多。而2013年，73.74%的居民认为当前医疗卫生公共服务资源充足。可见在短短8年间，政府对医疗服务行业的投入在量的方面已初见成效。

跨年间认为获取医疗服务很便利的居民比重一直在上升，2011年是67.27%，而2013年和2015年该比重均超过七成。2013年和2015年的问卷数据显示，超过七成的居民认为中国目前医疗卫生公

共服务资源充足，过半的居民认为医疗资源在不同地区间的分配是均衡的，而且均衡性比例在上升，由此可推知居民越来越正面评价医疗资源配置状况。

医疗服务满意度评价方面，2005年29.65%的居民对政府在为患者提供医疗服务工作方面的表现感到满意，32.99%的居民不满意。而到了2015年，50.85%的居民感到满意，仅有18.31%的居民感到不满意。居民对医疗卫生公共服务的总体满意度打分（0—100）的均值也从65.18（2013年）上升到68.23（2015年）。这些数值充分证实了自2005—2015年，居民对医疗服务行业越来越满意。

4. 中国医疗服务行业仍有诸多方面亟待提升增质

民众对医疗资源配置方面的政府作为予以了越来越多肯定，对医疗服务的满意度也在提高，但是这并不代表医疗服务行业所有环节都让民众感到满意。

居民对医保保障的感知方面，2011年仅有15.09%的居民认为自己拥有的医保将自己保障得不好，82.14%的居民认为保障得很好。然而2015年12.92%的居民不同意公民医疗保障得到落实，但仅55.73%的居民认为公民医疗保障得到落实。随着时间的推移，居民对医保的保障评价出现了下滑趋势，这可能是因为居民对医保保障力度和覆盖面有了更多的要求和期待。

有关医疗卫生系统的效率评价，2011年35.24%的居民认为中国医疗卫生系统没有效率，37.99%的居民认为有效率，21.10%的居民对"中国医疗卫生系统没有效率"这一说法说不上同意不同意，可见当时居民对中国医疗卫生系统的效率评价存在诸多分歧。但是当时82.55%的居民同意中国医疗卫生系统将会改善，可见民众对医疗卫生系统未来发展是持积极希冀的。而且88.21%的居民认为医疗卫生系统需要改变，只有6.33%的居民认为不需要改变。以上数据表明，虽然国民对医疗卫生系统究竟有没有效率的观点存在争议，但是大部分国民希望未来的改革可以改善医疗卫生系统。

至于哪些方面是亟待加强改善的，2013 年问卷表明，当前医疗卫生公共服务最需要加强发展的方面是药品安全管理，其次是儿童、孕产妇、老年人保健。

值得注意的是，2011 年 50.84% 的居民认为"人们在使用医疗卫生服务时，往往超出了必要"，只有 21.71% 的居民不同意此观点，还有 21.89% 的居民认为该现象有时存在有时不存在。由此可知，过度医疗现象在 2011 年就已经相当普遍了。2013 年 82.78% 的居民认为"目前医疗卫生公共服务过于市场化而公共性不足"，由此可知医疗服务行业的市场化改革带来的医疗服务公益性弱化引起了民众的不满情绪。

第三节　过度医疗和价格管制对患者自付医疗负担的影响

上一节指出，过度医疗现象在 2011 年就已经普遍存在了，而医疗卫生公共服务过于市场化而公共性不足引致了国民的不满情绪。一直延续至今的医疗服务行业改革市场化体现得最明显的是在需求侧，而供给侧尤其是医疗服务价格一直处于被管制的状态。而第三章相关分析已得出价格管制会造成过度医疗现象发生。本节将从消费医疗服务的患者视角出发，研究价格管制造成现实中哪些过度医疗行为出现、过度医疗现象以哪几种形式影响患者医疗自付费用、政府对医疗服务价格管制通过哪些途径影响患者的医疗负担。

一、价格管制造成过度医疗

联系现实各家医院实际向患者收取的挂号费、床位费、各类仪器（如 CT、B 超等）检查费、药品费、手术费、材料费等，都或多或少地受到政府价格管制影响，如此当前中国医疗服务行业既存在诊费管制，也存在药费管制。根据第三章价格管制条件下医生不合理出诊行为的理论研究，在医疗服务各环节均存在价格管制时，过度医疗现象会存在，且会以两种方式存在：医生不仅有可能对患者实施过度治疗，也有可能对患者实施过度检查。

同时根据第三章相关理论分析结论：在诊费和药费同时受到管制的情况下，相比只存在诊费管制的情况，医生在过度治疗均衡中的利润下降，因此过度检查均衡更容易出现。本节设定计量模型时需要尽可能多找一些表征过度检查行为的指标，以此来检验价格管制是否真的造成了过度医疗行为出现。

由第三章相关分析可知，价格管制会使得医生对不同收入水平的患者采取不同的供给诱导需求行为：或有效率治疗，或过度医疗，或治疗不足。为了从计量角度来衡量中国医疗服务行业是否存在过度医疗，并测度过度医疗现象的严重程度，本节参考前人文献使用 TPM 模型与 FPM 模型（Manning et al.，1987；Mocan et al.，2004；高梦滔和姚洋，2004；宁满秀和刘进，2014），根据患者的就诊经历，采用两部分模型进行计量分析。分两阶段来讨论：第一阶段，是否就医；第二阶段，是否受到医生的过度医疗以及受到过度医疗的严重程度。两部分模型假设上述两阶段有先后顺序且是相互独立的过程，如此避免了样本选择误差问题。

在第一阶段，采用 Logit 模型分析影响患者是否就医的因素。假设第 i 个人 t 时期是否就医取决于一种直接观测不到的效用函数 y_{it}^*，该效用函数是一个由诸多因素决定的，$y_{it}^* = x_{it}'\beta + u_i + \varepsilon_{it}$。当 $y_{it}^* > 0$ 时患者会选择就医，否则患者不就医。假设 ε_{it} 服从逻辑分布。x_{it} 代表会影响患者就医决策且观察得到的一组影响因素列向量，包括患者健康状况、医疗可及性、收入水平、性别、年龄、婚姻状况、是否居住在省会城市等。影响患者就医决策的二元离散选择模型是：

$$\Pr(y_{it}^* > 0 \mid x_{it}, \beta, u_i) = \Lambda(u_i + x_{it}'\beta) = \frac{e^{u_i + x_{it}'\beta}}{1 + e^{u_i + x_{it}'\beta}} \qquad (5.3)$$

式（5.3）中，Λ 是 logistic 分布的累积分布函数。回归结果中比较重要的并不是各解释变量的回归系数，而是各变量的平均边际效用，即各自变量的边际变化对因变量选择概率的边际影响的偏效应。

第二阶段聚焦于实际选择就医的患者，分析这部分患者是否受到医生的过度医疗以及过度医疗的严重程度。值得注意的是，与过度医疗行为密切相关的是医生是否诱导患者，使其接受了不必要的医疗服务项目。严格区分医生诱导需求与患者真实需求是非常困难的，目前还没有有效方法可以从患者的医疗服务需求中准确分离出属于医生诱导产生的部分（李海明，2018）。参考前人研究（李晓阳等，2009；宁满秀和刘进，2014；李海明，2018）的变量选择，同时考虑数据可得性，本书选取高科技医疗检查利用、患者看病接受的治疗项目种类和看病次数三个变量作为测度医生过度医疗行为的代理变量。其中，高科技医疗检查利用包括伦琴射线（X ray，简称 X 光）、电子计算机断层扫描（Computed Tomography，简称 CT）、二维超声（B-scan ultrasonography，简称 B 超）、核磁共振等检查。分析患者是否受到高科技医疗检查时，该变量是一个 0—1 变量，故采用 Logit 模型。而讨论患者接受的治疗项目种类和看病次数时，这两个变量都是计数变量，故采用泊松回归或负二项回归。假设因变量 $Y_{it} = y_{it}$ 的概率由参数 λ_{it} 的泊松分布所决定：

$$\Pr(Y_{it} = y_{it} \mid x_{it}) = \frac{e^{-\lambda_{it}} \lambda_{it}^{y_{it}}}{y_{it}!} \tag{5.4}$$

进一步分析价格管制、过度医疗如何影响患者最终自付的医疗支出，同样采用两部分模型。第一步仍是采用 Logit 模型分析患者是否就医；第二步则是聚焦于实际就医患者的医疗支出自付部分，其模型如下：

$$\ln(Exp_i \mid u > 0) = \alpha_0 + \alpha_1 Sid_i + \alpha_2 P_i + \alpha_3 M_i + \mu_i \tag{5.5}$$

式中，Exp 代表第 i 位患者看病实际自付的医疗费用。Sid 是医生过度医疗行为变量向量，P 代表医疗服务价格管制程度，M 是个体特征变量，包括医生诊断的患者疾病情况、收入水平、医疗保险等。

二、数据来源与变量选取

本节计量回归模型数据来源是 CHARLS2011 年、2013 年和 2015 年的全国数据。覆盖全国 30 个省份 45 岁及以上人群，有效样本是 56774 个。

（一）测度价格管制程度和医生过度医疗行为的变量

中国医疗服务行业的价格管制不仅体现在药价上，也体现在服务价格上。张庆霖和郭嘉仪（2013）研究中国制药产业时，选取"医药制药工业品出厂价格指数/一般工业品出厂价格指数"来衡量政府规制的程度，在此基础之上，还选取"各省城/乡居民医疗保健价格指数/消费价格指数"作为价格管制程度的指标。数据来源于各年的《中国城市（镇）生活与价格年鉴》和《中国价格统计年鉴》。

测度医生过度医疗行为的代理变量有三个：高科技医疗检查利用、接受的治疗项目种类和看病次数。高科技医疗服务与设施利用通常是医生诱导患者需求的一种主要途径和方式，如 X 光、CT、B 超、核磁共振等检查。虽然这些检查在辅助医生诊断和治疗疾病时可能起到积极作用，但是很多检查并不是非要不可。大多数检查项目只是为了尽快回收昂贵的设备投资而存在，或者为了在事后医患之间的医疗纠纷中有据可循而消费的。这样的检查对病情诊断和治疗基本无影响，属于过度检查。此变量是 0—1 变量，样本数据里因病就医的患者中 20.82% 的门诊患者、66.13% 的住院患者接受了这类检查。

患者看病接受的治疗项目是一个计数变量，样本中患者去医院门诊看病可能接受七类治疗项目：注射、化验、手术、高科技医疗检查、用药拿药、输液以及中医治疗（按摩、针灸等）。住院患者可能还会接受另外两项治疗项目：体检或者咨询、分娩。样本数据里因病就医的患者中门诊患者平均接受 1.92 种治疗项目，住院患者平均接受 4.48 种治疗项目。患者接受的治疗项目越多，通常其被过度医疗的可能性越大，患者负担的医疗费用也越多。

就诊次数是医生诱导患者需求最直接的一种方式。由于政府对医院各项收费和次均医疗费用的上限管制，医院和医生会通过增加患者就诊次数来规避管制并使自身利益最大化，如医院会限制医生每张挂号单最多开具患者三天的用药量。患者就诊次数越多，越有可能是医生诱导需求的结果。样本数据里上个月前去门诊的患者中，平均每人就诊 2.25 次；去年有过住院经历的患者中，平均每人住院 1.49 次。

（二）影响患者就医决策的变量

参考前人文献并考虑数据可得性，计量回归时影响患者就医决策的因素有患者自评的健康状况、医疗可及性、医疗保险、医疗服务价格受管制程度、收入水平、性别、年龄、婚姻状况、受教育情况、城乡和东中西地域因素、是否居住在省会城市、家庭人数等。样本中 19.16% 的人在上个月去过门诊，12.45% 的人在上个年度有过住院经历。

医疗资源可获性高会引发患者医疗服务需求增加，借鉴罗西特（Rossiter，1984）将病床密度作为医疗资源可获性指标的思路，纳入实证模型的解释变量还有病床密度和医生密度这两个变量，相应的指标分别是各年《中国卫生统计年鉴》和《中国卫生和计划生育统计年鉴》里的每千人口卫生机构床位数和每千人口执业医师数。这两个指标表征着医疗可及性变量。

（三）影响医生是否诱导患者需求以及诱导程度的变量

样本中门诊患者和住院患者各自有详细的是否接受各类治疗项目信息，根据 CHARLS 问卷的特点并参考相关文献，影响患者是否接受高科技医疗检查、接受多少项治疗项目和就诊次数的因素有：医生诊断患病种类、价格管制程度、就诊医院类型、是否是上门服务、交通时间、是否是首诊、是否是急诊、出院时的情况、医疗保险、收入水平、性别、年龄、婚姻状况、受教育年限、是否居住在省会城市等。

就诊医院类型变量是一个离散变量，其取值有七种：综合医院、专科医院、中医院、社区卫生服务中心、乡镇卫生院、卫生服务站、村诊所/私人诊所。

CHARLS 问卷中关于出院时患者的情况分为三类：病完全好了，医生同意出院；病没有完全好，医生建议出院；病没有完全好，自己要求出院。可见自变量出院时的情况是一个排序离散变量，数值越小代表出院时疾病被治愈的概率越高。

（四）研究价格管制、过度医疗对患者自付医疗费用的影响

研究价格管制和过度医疗如何影响患者自付的医疗费用，被解释变量是患者就诊实际自付的医疗费用，关键解释变量是价格管制和过度医疗。其他影响患者自付医疗费用的变量还有医生诊断患病种类、就诊医院类型、是否是上门服务、是否是首诊、是否是急诊、出院时的情况、医疗保险、收入水平、性别、年龄、婚姻状况、受教育年限等。

三、计量结果分析与讨论

（一）所有变量的基本统计描述

表 5-8 列明了本节计量部分将涉及的所有变量的基本统计特征。对于最近一次去医院门诊看病的患者来说，20.82% 的患者接受了 X 光、CT、B 超、核磁共振等检查，患者最多接受治疗项目是用药/拿药，其次是输液和注射，再次是高科技医疗检查。对于最近一次因生病而住院的患者来说，66.13% 的患者接受了 X 光、CT、B 超、核磁

共振等检查，患者最多接受治疗项目是输液和用药/拿药，其次是化验和高科技医疗检查。

表 5 – 8 所有变量的基本统计量表

变量名	门诊患者	住院患者		变量名	门诊患者		住院患者	
	均值	均值	方差		均值	方差	均值	方差
自付费用	763.36	6184.58	13096.64	性别	0.42	0.49	0.48	0.50
过度检查	0.18	0.64	0.48	患病种类	2.13	1.80	2.47	1.92
治疗项目	1.73	4.30	1.92	医院类型	4.38	2.53	2.23	1.77
就诊次数	2.25	1.49	1.19	上门服务	0.05	0.22	—	—
价格管制	0.99	1.00	0.11	交通时间	0.74	2.45	90.83	338.83
药品管制	1.02	0.99	0.16	首诊	0.52	0.50	—	—
年龄	60.00	62.46	10.73	普通门诊	0.96	0.18		
教育	3.23	3.23	1.95	省会	0.15	0.36	0.16	0.36
未婚	0.01	0.01	0.09	东部	0.32	0.47	0.28	0.45
农村户口	0.79	0.74	0.44	中部	0.32	0.47	0.32	0.47
公共医保	0.95	0.95	0.22	床位	4.92	2.28	4.91	2.27
私人医保	0.02	0.02	0.14	医师	1.85	1.16	1.89	1.10
其他医保	0.01	0.01	0.11	交通距离	—	—	45.14	216.53
收入	17297.45	16147.04	75973.87	住院天数	—	—	12.42	16.37
家庭人数	3.48	3.30	1.67	出院情况			1.90	0.88

注："—"表示不存在该变量。

数据来源：作者整理

相比门诊患者，住院患者接受高科技医疗检查的可能性更高，也会接受更多治疗项目，因此总医疗费用和自付医疗费用也更高，获得医疗保险报销的可能性也越大，医保报销金额也越高。值得注意的是，公立医院垄断了绝大多数住院需求和大部分的门诊需求，样本里93.23%的住院患者、73.52%的门诊患者选择公立医院。这些数据佐证了第三章关于公立医院和高等级医院垄断绝大多数医疗服务业务量的论断。去公立医院就诊的门诊患者中26.72%的人接受了高科技医疗检查，而去私立医院门诊的患者该比例只有 5.44%。这说明了去公立医院就诊的门诊患者很可能被医生建议接受本不必要的高科技医疗检查。去公立医院就诊的门诊患者平均接受 1.86 种治疗项目，去私立医院门诊的患者平均接受 1.53 种治疗项目。去公立医院住院的患者中 66.09% 的人接受了高科技医疗检查，而选择私立医院的住院患者该比例是 57.00%。去公立医院住院的患者平均接受 4.40 种治疗项目，而去私立医院住院的患者平均接受 3.98 种治疗项目。可见去公立医院就诊的患者很可能接受了一些无必要的治疗项目。

值得注意的是，表 5-8 中涉及金额的变量（自付医疗费用、自付药费、医保报销金额、收入）、交通时间变量和年龄变量的标准差都非常大，在计量过程中为了尽可能避免估计的系数值出现过大或过小，除了 0—1 变量以外的所有变量都将进行标准化处理。

根据相关系数检验结果，计量时所有自变量之间相关系数大于 0.5 的变量不可以同时放入同一个估计模型中。

（二）回归结果分析

表 5-9 列出了门诊患者数据回归结果，模型 1 是"上个月是否去过门诊"这个 0—1 变量 Logit 回归的平均边际效应，模型 2 是最近一次门诊患者样本"是否受到高科技医疗检查"这个 0—1 变量 Logit 回归的平均边际效应，模型 3 是最近一次门诊患者"接受了几种治疗项目"的回归结果，模型 4 是门诊患者上个月就诊次数这个计数变量负二项回归的平均边际效应，模型 5 是价格管制和过度医疗影响患者自付医疗费用的 Tobit 回归结果。

1. 门诊患者回归结果

由表 5-9 展示的结果可知，解释变量中价格管制的平均边际效应显著为正，这表明当前医疗服务价格受到政府管制，致使患者就诊率提高。健康自评状况越差的患者就医概率越高。拥有医疗保险的居民，因为部分医疗费可报销，故就诊概率上升。年龄越大的人患病可能性越高，就诊率也越高。居住在省会城市的人医疗可及性相对较高，就诊率也相应较高。

表 5 - 9　　　　　　　　门诊患者数据回归结果

	模型 1	模型 2	模型 3	模型 4	模型 5
健康自评	0.0736 ***				
医师密度	- 0.0030	- 0.0007	- 0.0155	- 0.0058	0.1502 **
公共医保	0.0642 ***	- 0.0032	0.0057	- 0.0095	- 0.2514
私人医保	0.0146	- 0.0089	- 0.1497	- 0.0125	0.0158
其他医保	0.0527 ***	- 0.0136	0.0118	0.1197	- 0.0485
价格管制	0.0110 ***	0.0092 **	0.0789 ***	0.0015	0.0069
收入	0.0014	- 0.0206 ***	- 0.0440 **	- 0.021	- 0.1408 **
性别	- 0.0322 ***	0.0106	0.0469	- 0.0385	- 0.1424
年龄	0.0128 ***	- 0.0116 **	0.0581 ***	0.0315 **	- 0.0947
未婚	- 0.0142	- 0.0691	- 0.5906 ***	- 0.1081	- 0.7534
教育	0.0031	- 0.0040	- 0.0352 *	- 0.0138	- 0.0122
农村户口	0.0043	0.0384 ***	0.1892 ***	0.0057	0.1615
东部	- 0.0057	0.0190 *	0.0102	0.0193	0.1679
省会	0.0156 **	0.0035	- 0.0472	0.0874 **	- 0.1212
家庭人数	0.0091 ***	- 0.0024	0.0236	- 0.0012	- 0.0282
确诊疾病		0.0081 **	0.0809 ***	0.0562 ***	0.1411 ***
医院类型		- 0.1644 ***	- 0.3285 ***	0.1374 ***	- 0.8867 ***
交通时间		0.0063 *	0.0173	0.0001	0.2456 **
首诊		0.0390 ***	0.0238	- 0.3974 ***	- 0.5097 ***
普通门诊		- 0.0987 ***	- 1.0987 ***	0.1365 *	- 1.3527 *
中部		0.0348 ***	0.0575	- 0.0675 **	0.2346 *
上门服务			0.1331	- 0.1545	- 0.1966
治疗项目					0.6209 ***
看病次数					0.2268 ***
常数项					- 0.8417 *

续表

	模型1	模型2	模型3	模型4	模型5
sigma					2.7891 ***
N	37240	6547	6547	5993	5675

注：*、**、***分别代表在10%、5%以及1%统计水平上显著。

数据来源：根据回归结果整理

聚焦于门诊患者最近一次就诊经历，价格管制使得患者受到高科技医疗检查的概率上升，接受的治疗项目种类增加。回归结果表明，医疗服务价格管制确实会导致过度检查和过度治疗。收入越高的患者受到高科技医疗检查的概率越低，接受的治疗项目种类越少。通常情况下，收入高者有能力接受各种医疗服务检查和治疗，受到过度检查和过度治疗的可能性比较大。但是回归结果与通常的认知相悖，可能的原因是收入是病人的私人信息，不能准确获知患者真实收入信息的医生在决策是否采取过度医疗行为时，并不能将患者的收入作为一个决策变量。

年龄越大的患者患重病的可能性越大，故其接受的治疗项目种类自然越多，但是其受到高科技医疗检查的可能性越小，这可能是因为进行X光、CT、B超、核磁共振等检查本身会对患者的身体健康带来部分损伤，不适合高龄患者。

受教育年限越长的患者接受的治疗项目种类越少，这说明高学历患者的健康知识比低学历患者丰富，其受到医生诱导影响的概率变低，因此过度治疗现象出现的可能性降低。

农村户口的患者更可能受到高科技医疗检查和更多种类的治疗项目，出现这个结果可能是因为农村患者就医便利程度比较低，现实选择就医的农村居民多是罹患严重疾病、不得不就医的患者，这类患者必然需要多项高科技医疗检查确诊病情，也需要更多治疗项目治愈严重疾病。

东部、中部的患者更可能受到高科技医疗检查，出现这个结果可能是因为东、中部地区相比西部地区，高精度医疗设备配置的密度更大，为了尽早收回这些设备的投资成本，医院会刻意增加这些设备的使用率，即在东、中部地区就诊时被医生建议做 X 光、CT、B 超、核磁共振等检查的概率比西部地区高。

被医生确诊患病数目越多的患者越有可能受到高科技医疗检查和更多种类的治疗项目。这是容易理解的：身患多种疾病的患者需要更多数量的医疗服务检查。相比去基层医院看病，去综合医院看病更可能接受高科技医疗检查和更多种类的治疗项目。这证实了高等级医院比低等级医院更易出现过度医疗现象。

就诊耗费的交通时间越长的患者，其医疗可及性越差，实际选择就医必定是患重病到不得不医的程度，因此受到高科技医疗检查的概率上升。首诊患者、选择急诊的患者越有可能受到高科技医疗检查，急诊患者接受的治疗项目通常也比普通患者多。医生为首次就医的患者诊断时，需要实施多种医疗检查辅助确诊病情。相比普通门诊患者，急诊患者患重病的概率更高，因此接受更多检查和治疗项目的概率更高。

将患者上个月的门诊次数作为过度医疗指标时，年龄越大，居住在非中部地区省会城市，医生确诊的疾病数越多，越是选择去基层医院就诊，复诊且选择普通门诊的患者，越有可能受到过度医疗。年龄与就诊次数正相关比较符合现实情况：年长者罹患重病概率高，需要持续就医诊治的概率也越高。住在省会城市的居民医疗可及性更高，选择多次就医的概率自然越高。选择去基层医院治病的患者其疾病严重程度相对较低，多次就诊可能是因为反复感染所致，如季节交替时节常常患感冒。复诊的患者多是罹患慢性病，需要在一段较长时间内定期就诊，这类患者多选择普通门诊而不是急诊。

虽然价格管制变量对患者自付医疗负担影响不显著，但过度医疗指标对患者自付医疗费用的影响显著为正，单次就医接受的治疗种类越多，看病次数越多，患者自付的医疗费用越多。这个结果非常好理解：在医院接受的各种治疗项目越多，去医院的次数越多，即是消费的医疗服务品数量越多，此时医疗费越贵。

每千人口执业医师数越多医生密度越大，此时患者自付医疗负担越大。这个结果佐证了医生会诱导患者消费更多医疗服务，即过度医疗行为确实存在。

收入越多患者自付医疗负担越少。这个结论虽不合常理，但证实了患者的收入信息是其私人信息，医生并不知道。更可能的情况是，收入高者平时就注重保养、健康、养生等，患病概率降低自无须治疗性医疗服务，所以自付医疗费用少。

确诊疾病数和交通时间与患者自付医疗负担正相关。越是选择高等级医院就医，患者自付医疗负担越重，因为患者接受的医疗服务质量相对较高。复诊和急诊患者自付医疗负担越重，这是非常好理解的：复诊代表所患疾病需要在较长一段时间内定期就诊，如此就医次数增多，医疗负担自然上升；急诊代表着疾病需要尽早治疗，对于医疗服务需求方而言焦急意味着愿意付出更大代价治愈疾病，因此医疗负担加重。居住在中部地区的患者自付医疗负担最重，这表明，中部地区医疗服务行业市场化程度最高、公益性损失最多。

综上可知，价格管制的确会造成医生过度医疗行为，如诱导门诊病人接受不必要的高科技医疗检查和更多种类的治疗项目等。接受更多治疗项目、增加就诊次数等过度医疗行为确实也增加了门诊患者的自付医疗负担。

2. 住院患者回归结果

表5-10列出了住院患者样本的回归结果，模型1是"去年是否住过院"这个0—1变量Logit回归的平均边际效应，模型2是最近一次住院患者样本"是否接受高科技医疗检查"这个0—1变量Logit回归的平均边际效应，模型3是最近一次住院患者样本"接受了几种治疗项目"的回归结果，模型4是住院患者"去年住院次数"的回归结果，模型5是价格管制和过度医疗影响住院患者自付医疗费用的Tobit回归结果。

表 5 - 10 住院患者数据回归结果

	模型1	模型2	模型3	模型4	模型5
健康自评	0.0530 ***				
床位	0.0177 ***	0.0220 **	0.3912 *	0.8184 ***	0.0032
公共医保	0.0568 ***	0.0522	0.0064	1.5518 ***	0.3686
私人医保	0.0188 *	0.0631	- 0.0049	- 0.1612	0.6495 **
其他医保	0.0231	0.0629	- 0.0938	0.9753	- 0.3298
价格管制	0.0036 **	- 0.0037	0.1482 **	0.0161	0.0072
药品管制	0.0081 ***	0.0099	- 0.1085	0.0078	0.0133
收入	- 0.0016	- 0.0031	0.0362	0.1109	- 0.0231
性别	0.0070 *	0.0036			0.1167
年龄	0.0297 ***	0.0164	1.0464 **	- 1.1345	- 0.1306 **
婚否	- 0.0340	- 0.0305			- 2.6909 **
教育	0.0003	- 0.0008			- 0.0105
农村户口	- 0.0087 *				
东部	- 0.0294 ***	0.0034			0.4960 ***
省会否	0.0088 *	0.0395			0.5057 ***
家庭人数	- 0.0013	0.0015	0.0540	0.1572	- 0.0395
确诊疾病		0.0172 **	- 0.1239	0.2897 **	- 0.0692
医院类型		- 0.0902 ***	- 0.0556	- 0.3274 ***	- 0.6063 ***
公立医院		0.0088	0.2405	- 0.4019	0.3486 *
交通距离		0.004	0.1007	0.257	0.3292 ***
交通时间		- 0.0102	0.0364	0.0028	0.1140 *
住院天数		0.1074 ***	0.4843 ***	- 0.0402	0.9416 ***
出院情况		0.0190 **	0.0014	0.1309	- 0.0637
治疗项目					0.3213 ***
住院次数					0.3036 ***
_cons			2.1434 ***	0.8144	- 1.6239 ***
sigma_u					0.9709 ***
sigma_e					2.3700 ***
N	37793	2440	2440	2787	2689

注：*、**、***分别代表在10%、5%以及1%统计水平上显著。

数据来源：根据回归结果整理

医疗服务价格管制不仅会使得住院概率变高,还会使得住院患者单次接受的治疗项目增多。而且药价管制也使得住院概率上升,可见价格管制确实导致了过度医疗现象。模型5结果显示,虽然价格管制对住院患者年自付医疗费用的直接影响不显著,但以单次住院治疗项目数和年住院次数为表征的过度医疗指标会显著加重患者的自付医疗负担。

以每千人口医疗机构床位数为表征的病床密度衡量了医疗可及性,回归结果显示,医疗可及性越高,住院概率越高,单次住院受到高科技医疗检查等过度检查的概率更高,受到过度治疗的可能性也越高,不仅单次住院接受的治疗项目种类越多,而且年住院次数也越多,可见医疗可及性不仅正向影响住院概率,还会显著正向影响过度医疗行为发生的可能性。

自身健康状况越差、拥有医疗保险、男性、年龄越大、居住在非东部的人,越有可能住院。医生确诊的疾病种类越多、越是选择高等级医院、住院天数越多、出院时疾病未能完全治愈的住院患者受到高科技医疗检查的概率越高。年龄越大、住院天数越多的患者,受到越多种类的治疗项目。拥有医疗保险、医生确诊的疾病种类越多、越是选择高等级医院的患者,住院次数越多。拥有私人医疗保险、年龄越小、已婚、住在东部省会城市、越是选择高等级公立医院住院、就诊交通距离越远、就诊交通时间越久、住院天数越多的患者,自付医疗负担越重。

3. 进一步分析

综合表5-9和表5-10的回归结果可知,无论是门诊患者还是住院患者,医疗服务价格管制都会对患者就诊概率产生显著影响,也会使得患者受到更多种类治疗项目的概率上升。价格管制还会使得门诊患者受到过度检查的概率上升。药品价格管制与住院概率正相关。

以接受的治疗项目数和就诊次数为表征的过度医疗行为会显著加

重（门诊和住院）患者的自付医疗负担。价格管制会对患者医疗负担产生影响，但这种影响不是直接影响，而是以过度医疗现象为中介的间接影响，其路径是：医疗服务行业各种类别的价格管制直接影响过度医疗行为，过度医疗行为再直接影响患者医疗负担。

医疗信任品的特殊性质以及中国医疗服务行业全面且严格的价格管制共同作用，形成了过度医疗现象。无论是过度检查还是过度治疗，都给患者带来了本不必要的医疗支出。过度医疗现象导致医疗资源浪费性配置和使用，造成医疗服务市场低效率、整体社会福利净损失。

第四节　本章小结

本章从消费医疗服务品的居民视角出发，先是讨论了居民对中国医疗资源配置效率和医疗服务满意度的评价，然后分析了效率评价和满意度评价的影响因素，接着聚焦于当前中国医疗服务行业两个重要特征——价格管制和过度医疗现象，研究过度医疗行为形成的原因，以及价格管制和过度医疗对居民医疗负担产生影响的路径和方式。

研究居民对中国医疗资源配置的评价使用的是 CGSS 数据库 2005 年、2011 年、2013 年和 2015 年的数据。虽然居民对医疗资源配置效率的评价存在明显分歧，但是对医疗服务的满意度评价则是呈现出逐年越来越满意的趋势。会显著影响效率评价和满意度评价的因素可分为三类：各类医保持有情况和医保政策公平性；个人特征；医疗资源配置的充足性、均衡性和便利性。回归发现，居民对医疗服务的满意度评价逐年上升很大程度上是因为基本医疗保险实施越来越发挥成效，医疗资源配置的充足性、均衡性和便利性都在持续提升。由此可看到，中国医疗资源配置正在不断优化中，居民对医疗服务的满意度也在不断上升。

中国医疗卫生系统虽一直在不断改革完善中，但是政府价格管制在医疗服务各环节中均有体现。此外，过度医疗现象早在 2011 年就饱受争议并引发民众不满。从接受医疗服务的个体角度出发，本章还利用 CHARLS 数据库里的三年全国数据，计量分析过度医疗现象的表现形式和形成原因，并进一步研究价格管制和过度医疗如何影响居民实际医疗支出。计量结论如下：第一，过度医疗现象在现实生活中的表现形式有两种——过度检查和过度治疗。X 光、CT、B 超、核磁共振等高科技医疗检查是比较直接的过度检查存在形式；以治疗项目种类数和就诊次数为表征的过度治疗现象在实际就诊经历中确实存在。第二，价格管制导致了过度医疗现象出现。医疗服务价格管制会导致门诊和住院的就诊概率上升，也会造成门诊者受到过度检查的概率上升，更会使得门诊和住院患者接受的治疗项目种类增加。药品价格管制会使得患者住院概率上升。第三，过度医疗会直接加重门诊和住院患者的自付医疗费用负担，而价格管制则是通过引致过度医疗行为间接影响患者医疗负担。

本章尝试从医疗资源利用者和医疗服务品消费者角度研究中国医疗资源配置优化，但值得注意的是，无论是效率评价还是满意度评价，都是居民的主观评价，且受使用的数据库调查的人群特征影响。因此，本章研究具有一定的局限性。

从患者视角讨论过度医疗现象的表现及成因，分析价格管制、过度医疗对患者自付医疗费用的影响，则相对而言客观性要稍强一些。但是一个不可忽视的难点是如何将医疗需求中的正常需求与过度需求分开，而且价格管制指标——医药制药工业品出厂价格指数/一般工业品出厂价格指数和各省份城乡居民医疗保健价格指数/消费价格指数——只算得上是价格因素，并不能精确度量医疗服务各环节价格受到管制的程度。因此，这部分计量分析只是基于理论研究医疗信任品在价格管制下过度医疗表现的实证探索，仍有许多关键问题有待进一步完善解决。

第六章 中国医疗资源优化
配置机制设计

第四章从医疗服务品供给者角度分析了中国各省份医疗资源配置的静态和动态效率，研究了跨年间效率变动的影响因素，结果发现不同地区医疗资源配置的服务效率存在明显差异，各省份需要优化的医疗资源内部结构也具有差异性。第五章从患者角度研究了基于患者医疗服务满意度的中国医疗服务效率评价，结果发现为了提升居民的医疗服务效率评价，政府在五个方面可以有所作为：基本医疗保险的保障力度加强和范围扩张；确保医疗保障政策公平性；保障医疗资源配置的充足性；平衡各地区医疗资源分布的均衡性；保障居民获取医疗服务的便利性。

各种优化医疗资源配置的努力，无论是提升各地区医疗资源配置效率，还是减轻居民的自付医疗负担，最终都是为了缓解"看病难、看病贵"问题，让医疗服务供给方和需求方、医疗保险提供方和支付方，都对医疗资源配置感到满意。本章将对第四章和第五章的研究结论做进一步的分析，力求捋顺优化各类医疗资源配置的路径和方法，为解决中国医疗服务行业"看病难、看病贵"问题提出一些可行的政策建议。

第一节　物力医疗资源配置的优化改革

研究物力医疗资源配置优化设计的前提是，当前全国、各省份、各医院的物力医疗资源没能实现优化配置，故需要加大薄弱环节投资力度、调整现有物质资产结构等改革措施提高物力医疗资源配置效率。当前物力医疗资源没能实现优化配置的地方正是未来优化配置机制改革的目标和需要解决的点。

在致力于优化物力医疗资源配置的改革过程中，政府的作为集中体现在引导和约束各地区各类型医院在物力医疗资源增量和存量方面的量控制和结构调整。本节将重点关注政府可以实施哪些可行的改革政策和举措提高医疗资源配置的充足性、分布的均衡性以及利用的便利性。

一、当前物力医疗资源没能实现优化配置的表现

根据第三章和第四章的论述分析，物力医疗资源包括医疗服务空间设施、医疗机构基础设施建筑、床位和各类医学诊疗设备等。当前中国医疗服务空间设施在东、中、西部地区和城乡之间的配置不均衡：东部经济发达城市各类医疗服务机构数量多、种类全，而西部农村地区医院数目和服务能力都相对有限。

就算是同一个省份内部，物力医疗资源也常常未能实现优化配置：低等级医院床位、检查设备等资源闲置；高等级医院患者拥挤，床位常常不够用，各类诊疗设备的使用也相当紧张。

哪怕是同一家医院内部，各种物力医疗资源也不是完全高效配置的。如医院在市场竞争中为了获取竞争优势，常常增加高值医疗检查设备投资，以吸引更多患者前来就医。但是医院原本就拥有替代性检查设备，这种重复浪费性购置诊疗设备的行为在三甲医院表现得尤为突出。

二、引导医院物力医疗资源投资与结构调整

单看一家医院在物力医疗资源优化配置方面可以改进的地方，该家医院的行政管理人员在很多方面具有决策权，而政府作为更多的是引导、影响一家医院的物质医疗资源增量和存量调整，同时也存在政府通过行政管制约束医院投资行为的情况。

（一）单家医院物质资本内部结构调整

行政管理人员在决策所在医院的固定资产投资（基础设施建筑、

床位和各类医学诊疗设备的增量投资与存量折旧）时，是以医院的存续和发展为基准和归依的。虽然存在院长为了自身经济利益或升迁目标而损害医院长远发展利益的现象，但是总体上，医院内部的行政管理人员调整物力医疗资源配置的目的是促进医院经营存续、提升医院评级档次、提高医院的知名度和美誉度。

行政管理人员的决策行为都是只以单家医院的利益为先。是否扩大医院经营范围、是否增建新医院或新住院大楼、是否增加床位数、是否新增高值高精度医疗设备以替代原有设备等，都是行政管理人员依据所在医院当前和未来发展方向来决策的。

同时考虑中国国情，土地是公有制的，医院在决策扩张营业用地面积、新建住院大楼时绕不开政府的行政审批。从这个角度而言，政府审批一定程度上约束着医院的扩张行为。或许对一家医院而言，扩张营业范围、新建基础设施建筑、增加床位和引入最新医学诊疗设备等是符合自身利益诉求的，但是政府考量的不仅仅是单家医院的长远发展，更是整个医疗卫生系统的均衡发展。如此，于个体有利的事并不必然于集体有利。可见，在单家医院物质资本内部结构调整方面，政府的作用主要是引导和影响，在特殊情况下会出现政府干预和约束。

（二）单家医院的定位与物力医疗资源配置调整

政府在引导、影响乃至约束单家医院物质资本投资与调整时，需要考虑的是该家医院的定位。一家一级医院的服务定位是为附近居民提供简单、直接的基本医疗卫生服务，若该医院行政管理人员决定大肆扩张高端医疗服务供给、新增更多高精尖医疗检查设备，对该医院而言是旨在提升医院级别扩大业务范围。但是对政府而言，放任这家医院往更高等级医院发展意味着当地居民医疗可及性下降、当地高等级医院竞争加剧。

极端情况是当地高端医疗资源配置拥挤，而基本医疗卫生服务资源配置不足，结果导致居民就医公平性、便利性下降，医疗资源配置效率并不会因所有医院的增质升级而提高，居民对医疗服务的满意度评价自然也会下降。就这个角度而言，政府的作为应该是维护整个医疗服务行业生态平衡，既存在高等级医院在私人医疗服务领域合理竞争，又存在低等级医院兜底保障国民在基本医疗卫生服务领域的公平和便利。此时政府必然会干预、约束、回绝一些医院的盲目扩张行为。因此对单家医院而言，自身经营目标定位一旦确定，最好不要轻易改变。在决定调整和改变医院物力医疗资源配置时，医院行政管理人员应该做出符合医院定位的决策。

（三）单家医院物力医疗资源优化配置与经营成本降低

对于医院内部的行政管理人员而言，调整医院物力医疗资源配置的合意结果是医院经营成本降低（经营收入不降低的情况下）或经营收入上升（经营成本不上升的情况下）。为了让医院行政管理人员的物力医疗资源调整符合经济规律和自然规律，政府的作用应该是让物力医疗资源交易市场的价格机制反映出真实的资源稀缺状况，而不是为了医院的存续发展而放任物力医疗资源的不合理价格形成过程。也就是说，医院交易成本的降低应该是医院管理人员提升经营管理效率的产物，而不是政府强行降低物质生产要素价格的结果。

单家医院新增了住院大楼、床位或高精度医疗检查设备等，对经营成本的影响是加重负担而不是减少成本。而且一些先进仪器设备的引入会挤占原有替代设备的使用范围，如原来只需 B 超检查即可确诊的疾病，在引入彩超之后为了增加可视性、减少误诊率均选择成本更高的彩超检查。医院的财务成本也因新增一台高值检查设备而陡增。政府虽不能直接干预医院的重复投资行为，但可以通过影响融资、折旧等方式引导医院理性投资。

三、促进省级物力医疗资源优化配置

单家医院物力医疗资源优化配置过程中，政府的作用有限，主要是引导和影响，在必要时才会采取约束、限制行为。但是对于一个省的物力医疗资源配置优化而言，政府可以施展拳脚的方面大大增加。

（一）规避同等级医院过度竞争

随着经济发展水平的提高，一个省每种等级的医院数都不止一家，同一地区同等级医院之间必然存在着竞争。良性竞争有助于各医院内部提升经营管理绩效，也促进了一个地区医疗服务行业经营效率的提升。但是为了抢夺患者、踢走竞争对手，过度竞争甚至恶性竞争的情况也有可能出现。政府的作为主要是营造公平、良性竞争环境，规避同级别医院之间的过度竞争甚至恶性竞争行为。

鉴于中国医疗服务行业的特殊性，级别评定具有一定的固化性和命令式。就算是同级别的医院，也有可能由于类型（所有制或所属等）的差别在物力医疗资源占有优势方面存在差异。如公立医院、部队所属医院在新增营业用地方面与私立医院相比难易度有很大差别。这种情况下，可以认为同级别、不同类型的医院在医疗服务行业竞争中的起跑线是不同的。既有的差异无法立即消除，但政府有责任逐渐解除行政干预造成的竞争不公，尽可能让同级别医院的竞争集中在自生能力方面。这类"天生式"竞争优势只是在极少数医院表现明显，而且政府正在逐步减少这种不公平竞争行为。

较为普遍的是一个省里同等级医院争相攀比式增加床位数和高值医疗检查设备问题。对于单个医院而言，增加供给、提升医疗资源质量是合意的。但是同一个地区同等级的多家医院呈几何形式地扩张供给，而短期内医疗服务需求基本不会出现指数增长，如此必然带来大量床位的闲置和同一个地区高精度检查设备重复购置问题，进而造成医疗资源的闲置和浪费。同一地区不同医院之间的重复投资问题需要政府引导协调，出台相应政策措施减少重复投资行为，如让高值医疗检查设备的所有权与使用权分离，各医院仅需购买使用权，这或许可以解决一部分重复投资问题。

（二）促进不同等级医院物力医疗资源共享

相比同等级医院之间的竞合关系，不同等级医院之间的互补合作空间相对更大也更易实现。比起单个医院凭借自身资源实力与其他医院构建互惠共赢关系，政府牵头会使得实现合作共赢的概率上升。当然政府过度干预或强制合作常常会使得医院之间的合作关系"雷声大雨点小"或仅流于形式，实际上深度合作并真正让医院和患者均享受到合作好处的情况实在太少。在促进不同等级医院之间互通合作交流方面，政府最大的作为应该是提供一个覆盖面足够广的平台，减少院际交流合作的交易成本和麻烦成本。

就算没能将不同等级的医院整合为一个运营有效的医院集团，不同等级医院之间共享物力医疗资源仍是有可能的，如让高值医疗检查设备的所有权与使用权分离，地理位置邻近的不同医院可以共同使用同一台检查设备，如此既可以缓解资源重复配置问题，又可以加快设备的使用率、尽早收回高额购置成本。站在低等级医院利益的角度，政府促进不同等级医院之间医疗资源共享是非常有吸引力的，但是高等级医院可能会有潜在利益损失，这方面的福利损失如何弥补和协调，则需政府、各等级医院通力合作协商。

还有一个广受争议的方面是不同医院之间诊断检查结果互认问题。与之相关的是分级诊疗难以实施的问题。在低等级医院就诊查出可能罹患重病的患者，转到高等级医院就医时，常常碰到的情况是需要重新抽血化验检查或使用高精度医疗设备检查。通常情况下，低等级医院的检查设备仪器精度低于高等级医院，为了协助医生确诊并对症下药，患者在转诊过程中不得不被动接受重复检查，既无谓耗费了等待时间又加重了患者的医疗负担。因此有些患者在一开始就倾向选择高等级医院就诊，免去转诊的麻烦成本，这也造成了高等级医院就诊拥挤的现象。造成不同医院之间诊断检查结果互认难的一个重要原因是政府压低挂号费。政府为了让国民可以廉价就医人为将挂号费管制在低于均衡价格的水平，医院只得利用检查费、药费等可以盈利的部分弥补价格管制带来的损失。有时低精度医疗设备的检查结果已经足以确诊病情了，但高等级医院出于自身存续发展目的人为设置障碍，不认同非自家医院的化验或检查结果。对于政府而言，不同级别医院之间的诊断检查结果不互认是政府对医疗价格干预的副产品，减少该副产品的数量需要政府放松对医疗服务各环节的价格管制，让挂号费、检查费、手术费、药费的价格形成机制趋于合理化。

四、优化全国物力医疗资源配置的四个归宿点

一个省份的物力医疗资源配置合理并不意味着全国物力医疗资源配置效率很高，但是全国医疗卫生系统高效时，各地区物力医疗资源配置是有效率的。各省份之间因经济社会发展水平差异，全国东、中、西部和城乡差异明显，且在今后相当一段时间内难以抹平。就全国医疗卫生系统而言，政府干预物力医疗资源的配置，就是为了实现医疗资源配置的公平性、充足性、均衡性和便利性。

公平性体现在基本医疗服务和基本医疗保险领域，不是要求政府对各地区平均地分配医疗资源，而是让各省份国民公平地享有消费医疗卫生公共服务和基本医疗服务的权利。

充足性意味着各地区，无论东、中、西部还是城、乡，都拥有同当地经济社会发展水平相适应的物力医疗资源配置。允许经济发达地区和经济相对落后地区医疗资源在量和质上有所差异，但是各省份医疗资源配置状况应该可以充分满意当地居民的医疗服务需求。

均衡性代表政府应该努力让各省份各种物力医疗资源配置的量和

结构与当地医疗服务需求量和结构相匹配，如高原地区的医疗资源配置中与高原类疾病相关的医疗服务相对较多，或在人口密集地区医疗资源在量上配置较多，或在老年人口较多地区与老年病相关的医疗资源配置较齐全等。

便利性主要是针对公共卫生服务和基本医疗服务，此领域是政府的责任，需要提供或购买相对应的公共产品。政府在这方面是最需要多投入的，还需要长期密切关注取得的成果。居民可便利获取这些医疗服务是因为公民权利和政府对整个社会应有的人文关怀。基本医疗服务的可及性也是衡量社会公共福利的一个重要指标。

第二节　人力医疗资源配置的优化改革

医疗服务行业最关键的人力医疗资源是医生，通常情况下，全科医生负责为首诊患者诊断病情，按照实际病情的类型和严重程度，选择直接治疗或转诊；专科医生主要负责特定病种患者的诊断治疗。而其他类型的医卫工作人员——护士、药师、技师等，负责辅助医生的工作，也是不可缺少的。此外，医院还需要管理人员统筹运营资金管理和医院发展方向，需要工勤技能人员维护医院建筑、设备等的正常运营。综上，各种类型的人力医疗资源相互协调作用，共同构成医疗人力资本，成为医疗服务品生产过程中重要的人力投入要素。

一、当前人力医疗资源没能实现优化配置的表现

人力资本的劳动付出是提供医疗服务品的关键要素，纵使拥有高精密的检查设备仪器，没有医生的专业知识诊断病情、对症下药，就无法生产出相应的医疗服务品。一直以来，人力医疗资源总量不足是制约中国医疗资源有效率配置的关键因素。有限的人力医疗资源内

部，各类医卫人员配比不合理也阻碍了医疗资源配置效率的提升，如基层医院全科医生严重不足、高等级医院优质医生缺乏、护理人员不足等。

此外，由于政府管制着医疗服务价格，医生阳光收入过低引发了当前有限的人力医疗资源在生产医疗服务过程中的不合理行为，医生的一部分精力用在如何通过过度医疗使得自己收入与劳动付出匹配上，如此人力医疗资源自然没能实现高效利用。而且政府管制着医生自由执业和公立医院人员编制，因此人力医疗资源的市场流动机制受限。

以上诸多人力医疗资源未能实现优化配置的地方成为优化配置改革的目标，是未来机制设计需要解决的问题。

二、以医院为单位的人力医疗资源配置优化改革

对于每一家医院而言，优化人力医疗资源配置可以从以下三方面努力：

（一）优化各类医疗卫生技术人员配比

对于一家想要实现高效运营的医院来说，院长、管理人员、工勤技能人员、医生、护士、药师、技师等都各司其职，每位技术人员都是维持医院高效运营的"螺丝钉"，缺一不可。各种类型的医卫人员都必不可少，他们之间相互顺畅沟通、合作互补是医院高绩效的要件，因此优化各类医卫人员配比至关重要。第四章测度医疗资源配置效率时也得出结论：各类医卫人员数需要不同程度的增调。

每家医院都有两种渠道调整各类型技术人员的数量，一种是短期即可见效的通过高工资高福利吸引人才，另一种是长期才会见效的培养现有员工。两种渠道各有利弊，政府可以有所作为的地方是通过补贴医学院学生的方式减轻医院培养专业人才的成本。

（二）优化人力医疗资源与物力医疗资源的配比

医疗服务品的生产过程是人力资本和物质资本协调作用的产物，就医生利用医院内的医疗仪器设备为患者提供诊疗服务来说，人力资本和物质资本是互补关系。但随着科技的发展，人力医疗资源与物力医疗资源之间在一定程度上是相互替代的，如高科技检查仪器可以通过测量患者各类身体指标分析患病类型和严重程度、给患者做手术的除了医生还可以是机器人等。由于人力资本流动性较大且培养年限长，很多医院在扩张发展时优先考虑让尽可能多的物质资本替代人力资本。医院扩充物质资本相对容易，而大幅增加人力资本尤其是提升人力资本质量相对困难，因此现实中确实存在医院内部人力资本与物质资本不匹配的情况。

有时政府为了快速引进先进医疗技术或让特定医疗技术迅速铺开，会出台政策鼓励医院进行物质资本投资。短期内这些举措是合理的，但长远来看，政府应该引导、促进各医院形成合理的人力资本与物质资本配比。

（三）约束每位医疗卫生技术人员的行为

医院内每位医卫人员都是各自领域的专业技术人员，与患者相比，他们在医疗知识方面是垄断者。为避免医生出于自身利益而做出损害患者福利的举动，也为避免医院出于自身利益诉求要求各类医卫人员做出损害患者福利的行为，政府有责任出台相关法律或政策举措规范、约束每位医疗卫生技术人员的行为。

三、省级人力医疗资源配置优化改革

就一个省份而言，在优化该省份人力医疗资源配置效率方面可以改进的地方有很多，既包括医卫技术人员在质和量方面的提升，又包括各类医卫人员在不同等级医院之间的分配。

稳固现在在该省份执业的优秀医卫人员、吸引别省份优秀医卫人员来本省工作、培养出专业的各类技术人员等是各省份提升人力医疗资源质和量必须要做的。政府在这些方面的作为通常是出台吸纳高端人才的优惠政策，或补贴或组织省级医卫技术人员培训等。

而协调各种类型各种质量的医卫人员在不同等级医院的分配则更是政府需要下苦功的地方。虽然当前高等级医院大多掌握着各种类型最高端的医卫人员，但其实从一个省医疗资源配置效率提升的角度来看，并不必然要求所有优质医生全集中在一两家三甲医院，而其他医院尤其是基层医院只剩医疗技术水平较差的医生。各种类型的医院需要不同专攻类型的医生，如专科医院需要配备大量的专科医生，而基层医院的职能是为居民提供普遍广泛的基本医疗服务，这类医院最缺经验丰富的全科医生。因此，三甲医院最适合配置高质量的专科医生，而级别较高的基层医院则应该多配置优质的全科医生。优质的专科医生被吸引到高等级医院是市场经济条件下的自然行为，无须政府过多干预。政府之手最需要发挥作用的是如何影响、引导、鼓励优质且经验丰富的全科医生留在基层医院。这是一个棘手的问题，毕竟高工资不能解决所有的问题，而且医生在做出就职选择时除了经济考量，更多的是日后发展机遇考量。也就是说政府需要考虑如何鼓励优质全科医生坚守在福利较低、发展机遇较少的基层医院。

四、全国人力医疗资源优化配置改革

从全国视角而言，各省份出台优惠政策吸纳高端医疗人才加剧了人力医疗资源不合理配置，因为只有财政状况优的省份才有实力真正吸纳优质医卫人才，而财政收入高的省份经济社会发展程度也越优。如此，各省份为抢占优质医疗人才而做出的努力只是提高了优质医生的福利，加深了不同质量的医卫人员之间的报酬差距。长期而言，培养各种类型的医卫人员似乎是更可行的办法。但不可否认的是，比起直接吸引优质人才，培养人才的时间成本更大、不确定性更多、需要付出的代价更大。培养人才的过程"路漫漫其修远兮"，而将现有的各类人力医疗资源合理地分配到各地区则是相对容易的。

与政府在干预物力医疗资源的配置类似，政府在干预人力医疗资源在不同地区的配置方面同样需要遵循公平性、充足性、均衡性和便利性四原则。另一个无法忽视的问题是医卫人员（尤其是医生）质量评判标准的建立。当前医生大多数是医院的"附属品"，医生职称评定的难易度与所在医院的等级密切相关，国民对一位医生质量的主观评定也与其所在的医院等级直接挂钩。虽然也出现了一些网络平台尝试建立新的医生质量评定标准，但最主流、影响范围最广的仍是依据医生职称和其所在医院的所有制和级别来判断。不可否认现有的医生质量评价方式僵硬固化，但在找到新的更具普适性、更合理的评定方式之前，有必要对当前固有的评价方式进行与时俱进的修补和调整。就如同从前按照地心说解释行星运行规律一样，在普遍承认日心说之前，不停增加本轮个数可以让预测日食月食的准确度超过日心说。若将准确评定医生质量当作准确预测日食和月食，地心说是当前有漏洞的医生质量评价方式，日心说是暂未发现或被普遍认可的新医生质量评价方式，本轮则是政府不断对当前医生评价方式标准的修正与改进。

五、疏通人力医疗资源的流动性

医卫人员尤其是医生的流动性一直是备受关注的领域。目前所有公立医院管理大部分受到行政化的影响。医生流动困难、市场准入受到行政部门的严格管制，不同等级医院难以形成充分竞争的行业格局。公立医院的法人治理结构既不公开也不透明，管理人员是否真正实现了对公立医院的有效治理存在很大争议。虽然国家一直在大力度加大财政卫生投入，希望缓解"看病难、看病贵"问题，但是不断膨胀的高等级公立医院仍然处于供不应求状态，民众对医疗卫生系统的不满从抱怨数量不足上升到质量不够和服务体验差。

三甲医院规模越来越大，其行政垄断地位很容易对医生行为进行有效束缚。在城乡居民收入提高和全民医保的背景下，公立三甲医院的医疗需求激增，于是医院开始大规模扩张，最终形成了三大"虹吸"效应：①垄断了日益增多的优质医疗资源，使本可在基层社区医院解决就医需求的患者，被"虹吸"到三甲医院；②医生在三甲医院的收入更高、社会地位更高和晋升机会更多，本来在社区医院提供全科医疗服务的优秀医生，以及本来在二级医院提供常见病住院服务和康复治疗的优质医生，被"虹吸"到三甲医院；③本意是用来治疗常见病和进行慢病护理的医保资金，大部分被"虹吸"到三甲医院。三甲医院上下通吃，优质医生资源都被三甲医院垄断，患者对基层医院的信任度进一步降低，就更不愿意去看病了，基层医院经营绩效会越变越差，更留不住医生，结局是追求个人价值增值的医生都选择进入三甲医院。如此留在社区医院的医生多是医术差去不了高等级医院的医生，留在二级医院提供常见病住院服务和康复治疗的医生也多数是医术被三甲医院淘汰的医生，继而三甲医院专科医生的培养是优中选优，医术水平自然是远高于低等级医院的医生医术水平。

当前中国医生流动性趋势是集中优质资源培养专科医生，全科医生的培养受到打压，培育提供常见病住院服务和康复治疗的医生面临着经济激励不足的情况。但反观现实医疗服务需求，对全科医生的需求是迫切的，只是当前医生人事薪酬制度、医疗体制阻碍了优秀全科医生的培育。培养足够多的全科医生以纠正这一缺陷，即便不考虑利益格局和观念调整的艰难，仅仅考虑培养周期，亦可知道需要漫长的过程。

中国当前对全科医生的培养培育非常薄弱，大量门急诊蜂拥三甲医院部分原因即在于此。同样，即便不考虑体制改革和利益调整之艰难，按照传统的培养路径，中国要培养并留住满足社区守门人基本需要的全科医生队伍，所需要的时间也极其漫长。

幸运的是，移动互联网的发展给中国提供了一个弯道超车的难得历史机遇，假设中国医疗卫生体系的市场应变能力足够强，可以利用网络技术进步，缩短全科医生社区守门人制度的形成周期。但由于整个医疗体系中，既存在着政府在一些领域的过度干预，又存在着一些领域的政府失职，导致互联网医疗等新兴医疗服务模式发展艰难，甚至医生进行网上诊疗至今在中国还处于不合法状态。毫无疑问，政府需要有所作为有所不为，与此同时专业组织、行业协会需要真正发挥其作用。能否抓住这一历史机遇，取决于决策者的认识和改革魄力，也取决于业界商业模式创新和激励机制构建的智慧和实践。

另一方面，中国医学人才紧缺甚至局部地区断档。实际上，诸如儿科、妇产科、传染学科、精神学科，诸多基础学科领域一直处于人才长期不足的状态。不少学者认为其根源是20—30年前，高等教育设置医学学科的招生和多年医院人才培养和人才激励方式不符合当今的时代趋势。比如，儿科成本高、风险大、回报期长，一些等级高的医院因为人才缺乏，完全没有儿科，杭州的邵逸夫医院就是其中之一，该家医院还是一家三甲医院。

医疗服务最重要的生产要素是医生，所以对医生的投入应该是重中之重。

（一）加大医疗人才的培养

需要注意的是医疗人才的培养要有相当长的过程和大量的前期投入。

（二）提高现有医疗服务人才的生产效率

首先，医生要有一个良性的成长环境，而后执业环境更重要。这里执业环境是指，医生需要有能力去自主执业，满足这点至少要先在有资质的医院里，成为一个具备一定医术水平的医卫人员，而后才能到市场上去自由执业，这是一个基础条件。现在很多医科毕业生在不具备此能力时，只因看到"双创"的号召和潜在的经济激励，就跳到互联网医疗里，其实是潜在人才的巨大损失。培养一个医学生，在北京协和医学院要 8 年，在一般的医院要 5 年，时间、资金投入都非常大，沉没成本高，机会成本更高。而培养完不去医院却是去卖药，究其原因是医生执业环境差，成为医药代表的各方面收益远大于成为普通医生的收益。因此，执业环境的打造应该允许医生到网络平台中合法执业。同时要有规范的配套环境，包括监管机制、审核执业能力的机制、相应平台建设等。

（三）推进医生自由执业制度

这涉及人事上的改革，考核机制、职称机制、待遇绩效激励机制等，为了促进医生在医疗服务行业合理流动，需要规范性、宏观性的政策予以支持。

第三节　引导中国医疗服务需求端分层分流

中国医疗服务行业需方已经实行了市场化改革，虽然行业拥有各类医疗服务供给主体，但是患者在实际就医时就医选择并不多，因为优质医疗资源都集中到三甲医院，所有需求都被"虹吸"到三甲医院。当务之急是通过高效合理的机制设计，实现医疗服务需求分层，不同层次的医疗服务需求分别流向符合需求要求的各类医疗服务供给主体，打破当前需求混杂，规避所有患者一窝蜂奔向三甲医院等不理性就医行为。

一、当前中国医疗服务需求没能实现分层的现状

当前居民选择就医的特点是，无论大病小病，都倾向于去大医院挂号找名医生看病。主要原因是对患者而言，虽然去不同类型医院就医金钱花费有差异，但去高等级医院更可能准确治疗疾病，而且由于政府管制着医疗服务价格，不同等级医院的价格差距并没有大到能有效分流病人的程度。就算不同等级医院实际治疗某些疾病的效果一样，由于医疗服务品的信任品属性，患者会偏好平均医疗服务质量更高的高等级医院。结果造成基层医院虽然拥有一定的服务能力，却难以吸引相应的医疗服务需求；高等级医院不仅提供着治疗疑难杂症的医疗服务，而且吸引了很多仅需基本医疗服务的患者前来就医。

正是因为当前医疗服务需求没能成功有效分层分流，才导致医疗资源配置效率低下。未来优化配置改革的目标就是高效地将各种层次的医疗服务需求分流到拥有相对应的服务能力的医院。

二、低等级医院需要增加吸引力

整个医疗卫生系统里医院类型有多种划分方式：营利与非营利；按照医院等级划分为三级，每级再划分为甲、乙、丙三等；按所有制划分为公立医院和私立医院两大类。各类型医院都有各自经营侧重，每个省都需要每种类型的医院。然而不同省份对各种类型医院配比结构的需求具有差异性，政府在规划各省各类型医院配置时，应该尽量让各类型医院配比同当地经济社会发展水平和居民医疗服务需求结构相匹配。比如经济发达地区个性化医疗服务需求较多，居民的医疗服务支付能力较强，政府在规划这些地区的医院类型配置时，应当允许更高营利性医院比重、更高的三级医院比重和更高的私人高等级医院比重。

当前医疗体制改革聚焦于医保层面、医院内部管理，并未触动在计划经济条件下形成的医疗服务体系，也并未彻底改革供方的利益格局。基于"保基本、强基层"，公立医院试点现阶段集中在县级医院，政府加大对基层医院的财政补贴量和方式，希冀位处医疗服务链"下游"的基层医院能直接对人群提供一级预防，可以真正起到合理分流病人的作用。一级医院虽然在数量上比二、三级医院数要多很多，但是在承接的业务量上，一级医院远不及二、三级医院吸引患者。现如今，三甲医院大多"五脏俱全"，门诊和住院的经营业务范围几乎涵盖常见基本病种的诊治和疑难杂症的诊疗，百姓对三甲医院的信赖度是所有类型医院里最高的，这造成了三甲医院不仅拥有高质量的全科医生，而且拥有优质的专科医生，门诊业务量很大，床位利用率很高。然而事实上，很多去三甲医院就诊的患者的医疗服务需求，完全可以由低等级医院提供。但是囿于制度约束，患者现阶段对基层医院的信任度很低，即使政府投资为基层医院增强了基本医疗服务能力，难以吸引患者前来就诊是制约基层医院发展的一大难题，如何向患者传达服务能力信息就变得尤为重要。

为了增加吸引力，低等级医院需要集中自身优势发展特色业务。基层医院最大的优势是距离患者近，可以为患者提供便捷的服务，但是为什么在现实生活中吸引患者的能力弱呢？一方面是患者不信任其服务能力，认为去基层医院看病治不好病。针对这个现实，基层医院需要明确自身定位，向患者释放信号，展示其可以治疗哪些疾病，以此吸引患者。可以考虑的一种特色服务是上门为患者提供应急的基本医疗服务。

《柳叶刀》2018年刊发了全球低质量医疗系统研究结果，表明"低质量的医疗服务比医疗资源匮乏为祸更甚"。这份研究显示，中低收入国家每年有500多万人的死因是接受了低质量的医疗服务。可见，显著影响健康的不是医疗资源匮乏，而是医疗服务质量低。全球范围内，低质量医疗服务不但会造成患者死亡，而且会直接带来经济损失。如此看来，患者排斥低质量的医疗服务是有道理的。而低等级医院提供的服务并不一定就是低质量的，政府既要引导督促基层医院提高服务质量，又要增强居民对基层医院服务的信任，让民众相信大部分基本疾病的医治在基层医院就足够，引导民众主动去基层医院首诊。

当前民众对高等级医院的认知是可以高质量地诊治所有类型的疾病，这种认知是片面的，政府要努力让民众改变这种认知，让民众了解高等级医院的主要职责是攻克疑难杂症，大部分疾病在基层医院就可以得到有效诊治。改变认知是发生在内容实质改变且广为人知之后。因此，低等级医院增加自身吸引力的手段是提供高质量的基本医疗服务并努力让民众相信这一点。真正做到不仅需要医院自身努力，更需要政府的协助、支持和政策倾斜。

三、真正落实分级诊疗制度

分级医疗诊疗制度提出首诊在基层，然后层层转诊的思路，而且医保报销也与之挂钩，但是实际落地实施时，患者纷纷自由选择首诊去三甲医院，就算三甲医院的报销比例明显低于基层医院。这反映价格优势并没有为基层医院吸引到患者，主要原因是医保报销种类少、比例低。解决这个困境的直观想法是扩大医保报销种类和比例，但随之而来的是医保基金缺口和可持续性等问题。因此这个问题变成如何让患者选择首诊去基层医院。强制要求是方法之一，却也广受诟病。因此依靠机制设计让患者自主选择基层医院首诊是今后医疗体制改革需要优先考虑的。

分级诊疗制度中，除了层层上转，还有高等级医院向低等级医院下转患者的问题。如患者在高等级医院做完手术后，还需要长期住院治疗，很多术后康复检查在低等级医院足以很好地完成，完全没必要留在高等级医院无谓占用床位。但是对高等级医院自身而言，术后康复医疗服务是有利可图的，将患者转走是不符合医院利益诉求的。因此下转患者的机制设计需要政府和医保机构的智慧。通过一系列机制设计，当三甲医院对疑难杂症实施必要的手术后，在病人病征达到某个水平接下来只需术后康复时，三甲医院能自愿将进入稳定期的患者分流到低等级的医院进行观察和康复。包括各种等级医院的医联体似乎是解决上述问题的有效解决方案。但是直接对患者实施手术的医院医生才是最清楚患者情况的人，医生是最适合决策患者是否应该下转的人。政府和医保机构都是信息劣势方，直接干预患者下转是容易造成不合理资源配置的。然而这并不代表政府和医保就不应该有所作为。政府最应该做的是让医生在决策下转患者与否时，站在社会福利增进的角度出台相应的政策。这表明政府要通过机制设计，改变医生的收益效用函数，让医生的行为同社会福利上升同方向。可能可行的一个政策举措是允许基层医院将床位租给高等级医院，病人自身虽住在基层医院但接受的诊疗服务是高等级医院提供的，现实生活中存在的例子就是选择远程医疗，这在一定程度上可以解决当前高等级医院床位拥挤问题。

四、高等级医院需要分流患者

相比低等级医院资源闲置造成资源浪费的情况，高等级医院尤其是三甲医院面临着供不应求仍需扩张的状态。扩张对高等级医院自身来讲是符合发展诉求的，但是从整个社会来讲，继续扩张是进一步加强高等级医院的垄断地位，会导致低等级医院医疗资源闲置情况变得更严重。因此，从整个行业良性发展和社会总体福利增进角度而言，高等级医院需要分流患者。

分流患者的办法之一是放开医疗服务价格管制，让患者用脚投票自主选择去低等级医院看病。与之相对应，高价格的高等级医院在为患者提供服务时，需要更注重患者服务体验的贴心化。当前诊疗服务定价或多或少受到政府管制，且普遍认为一直以来诊疗服务价格被人为压低，引发了医院诸多不合理经营行为，如大处方、过度检查等。放开诊疗服务价格可以一定程度上纠正这些不合理行为，同时分流患者。

然而从高等级医院自身发展利益来看，要求高等级医院主动拒绝病情不严重的患者就诊是不符合其理性假设的，那么有没有可能让高等级医院自由选择与一些基层医院签约，将常见病患者外包给有相应资质的基层医院。如此可以让闲置的基层医院医疗资源得以有效利用，也能稍微缓解高等级医院看病拥挤现象。现实存在的一个例子就是医联体。而如何实现成功外包是关键，政府在这方面可以大有作为，也需要政府提供平台、确保公平性、监督医院行为。因为医院间串谋为了增进自身福利而致使社会福利损失的情况是可能发生的，政府有责任查找出并处罚这样的行为。

五、引导各种等级的医院朝向适合自身特色的方向发展

政府在对不同等级医院发展方向和前景预测方面应该有所作为。对于同一个省的不同等级医院，高低错落发展是理想状态。但由于现实情况是民众对低等级医院信赖程度很低，无论病情轻重，患者蜂拥至高等级医院就医，致使高等级医院向着大而全发展，而低等级医院业务量持续萎缩，仅靠财政补贴苟延残喘。经营绩效较佳的二级医院不断提升医疗资源质量，努力争取级别上升。如此，所有等级的医院发展目标都是成为三级甲等、都是成为大而全的超级医院。这对于一个地区而言是不合适的，每个省都需要追求高精尖的医院提供昂贵的个性化医疗服务，更需要基层医院提供保基本兜底层的医疗卫生公共服务。同一地区不同等级医院的发展前景应该是不一样的，如基层医院应该是能提供全科性基本医疗服务，而三甲医院可能应该专注于某几类疑难杂症的治疗服务。政府有责任让不同等级的医院明晰自身特

色性的发展方向，而不是放任当前医疗乱象，纵容所有类型医院全都盲目追求高级别。

第四节　完善医疗服务供给侧相关制度

与医疗服务行业和医疗卫生系统相关的制度有很多：医院等级评定制度、基本药物制度和药品集中采购制度、公立医院人事薪酬制度等。这些制度并不是尽善尽美的，反而很多方面的规定并没有与时俱进，更谈不上具有前瞻性。因此，完善和修正与医疗卫生系统相关的各种制度是政府的重要工作。

一、医院评级制度改革

各省各种等级的医院设立最初是在计划经济时期，各级别医院的标准划分在当时具有一定的合理性。而经过 40 年市场化改革，很多等级评定标准开始存在争议，如一些私立医院因规模过小就算医疗服务质量很高也评不上三级医院。鉴于医院评级制度的滞后性，政府有必要对评级标准做出一些完善和修正，例如弱化对医院规模和业务范围必须大而全的硬性要求、扩大质量标准的范围、提高质量标准在整个评级标准中的重要性等。

过去的医院评级标准比较偏重医院技术、规模、设备等硬件指标，但无须质疑很多在夹缝中生存下来的低等级医院实际上拥有不差的服务质量和较好的患者体验。现在对医院评价的模式、方法、渠道在日益增多，可以在过去的评价标准上进一步加入服务体验类评价指标。过于偏重技术、规模、设备等硬件指标，容易使医院在办院时只关注硬件设施的比拼，而忽略医疗服务质量和体验的提升。

评价标准中涉及服务质量和体验的评级很少，一个重要原因是这类指标主观性太强，且极易受到时间和个体差异影响。然而，不可否认患者对医疗服务的直观评价对提升公立医院公益性及医疗服务质量具有重要的参考价值。应该用信息技术将各种医院串联起来，用信息化手段推动医院间的业务交叉协作，提高医疗资源配置的服务效率。信息化技术可以实现居民健康信息在各级医疗机构间的共享，居民可以在不同的医疗机构内得到连续的健康服务，促进机构间的协作，提高基层医疗资源使用效率。

二、加强药品安全管理

饱受争议的基本药物制度和药品集中采购制度，折射出民众对政府在控制药品安全管理和合理药价形成机制方面的过度期待。人们常常对政府之手高效解决市场失灵领域抱有过高期望，一旦政府之手也失灵，对政府干预的不满情绪爆发，甚至出现政府失灵那么就应该取消所有政府管制的论调。诚然，让失灵的政府之手完全消失是有困难且无助于问题的解决的。在市场失灵同时政府也失灵的领域，急需有效率的体制机制设计，让市场在政府干预的情况下达到次优。

CGSS 数据显示，中国居民认为目前医疗卫生公共服务最需要加强发展的方面是药品安全管理，足见民众对当前药品安全现状的担忧。毫无疑问，政府应该在保障药品安全方面有所作为。由于药品制造商与消费药品的患者之间存在明显的信息不对称，在药品安全管理方面存在市场失灵。然而与药品制造商相比，政府也不是药品安全信息的优势方，因此在政府直接干预药品安全生产方面是可能出现失灵的。在制定药品质量底线安全标准时，政府需要借助医生、制药商的专业知识，同时更需要借助巧妙的体制机制设计，改变参与标准制定的医生和制药商的效用函数，让这些专家最终将标准制定在确保药品安全下限不损害患者健康福利的水平。

三、公立医院人事薪酬制度

人力资本是医疗服务生产的核心要素，医生、护士、药师、技师等是整个医疗服务的核心。当前中国"看病难、看病贵"问题在很大程度上是源于医疗服务人才培养培育过程中出现了诸多不合理现象，对医生的激励机制和补偿机制、对医生职业道德的监督机制都需要在当前的基础之上进行调整和改进，使医生的培育发展及诊疗行为趋于良性，真正缓解"看病难、看病贵"。

建立符合当前医疗服务行业特点的公立医院人事薪酬制度是重中之重。

当前医生工作强度越来越大，而公立医院的人事薪酬制度依然是僵化的，公立主导体制下的行政化论资排辈减弱了医生的工作积极性，平均主义大锅饭制度打消了医生精进技术实现个人价值在工资方面体现的积极性。整个医疗行业远没有成功建立适合行业特色的"优胜劣汰、多劳多得、优绩优酬"的人事薪酬制度，医务人员的阳光收入并不能完全体现自身人力资本价值，各种暗收入来源使医生的精力分散，不合理行为增多，于是医患冲突愈演愈烈。

政府在以下诸多方面不仅有必要作为，而且大有可为：

矫正对医生的激励机制。医疗服务行业信息不对称是任何改革模式都无法根除的，因此微观上保证医生多劳多得是杜绝医生过度医疗的必要条件。

引入竞争机制控制成本。根据发达国家和地区的经验，设计有效的医保支付机制是控制医疗费用不合理扩张的管用办法。更重要的是能够激励医生和其他医疗服务提供者有效降低成本。国家有责任保证每一个公民拥有获得基本医疗保障的权利，这种责任既没有要求国家控制或拥有机构提供这种服务，也没有排除这种可能性（科尔奈和翁笙和，2003）。一般而言，政府管制下的市场竞争机制优于政府举办，因此鼓励社会资本进入医疗服务行业展开有效竞争是一个现实可行的选择。让服务提供机制符合本国国情且行之有效，关键取决于在实践中不断微调改进。

四、医疗服务行业供给侧改革

医疗服务供给侧改革一直相当缓慢，原因是让行政部门自己改革自己的管理方式本身是艰难的。此外，社会对市场和非公立医疗机构的不信任一直存在，也没有相关制度安排解决这个问题。理想情况下，健康、开放、良性运转的医疗服务市场，外部的监督监管、行业协会的发展水平、政府简政放权力度、行政部门运行的司法体系，都必须要在相当的水准之上。即便拥有这些外部条件，还需要整体上社会管理体制和国家治理能力的提升，这些都是改革深水区要啃的"硬骨头"。过去的改革很大程度上是将容易调整和纠正的领域都变革了，今后的改革之路将越来越难走。

无论是社会经济环境改善对医疗卫生体制改革形成的带动作用，还是需方改革不断释放医疗需求对供方改革形成的倒逼压力，都表明供给侧改革之路任重道远，但拥有光明的前景。因此中国医疗体制改革下一阶段的重点是供方改革，提高医疗服务供给效率。

优化医疗服务行业内部结构。目前中国医疗服务行业存在相当大的问题：地区间和地区内部医疗资源配置不充分不均衡、与老龄化社会发展不相适应、医疗资源相对分散以及科技创新驱动力较弱。应着力在以下几个方面实现医疗资源优化配置。

树立服务转型理念。当前市场和政府共同配置医疗资源的观点已成为共识，以健康需求为导向，在政府引导与市场驱动相结合的作用下，利用科技创新的成果，加快推进医疗服务行业向以健康为中心的服务模式转变，满足城乡居民不断增加的多层次、多样化医疗服务需求。

建立大健康服务概念。通过前端延伸拓展预防、保健、咨询、养生等链条，促进医养结合、社区居家养老等多业态融合发展。更多利用互联网、机器人等信息技术，提升智能化服务水平。

完善相关政策。财税、价格、政府采购等政策都需要完善，可以尝试新方式，如产业基金，支持医药产业化和新品推介。有序引导医药企业兼并重组，培育行业龙头企业，解决行业内出现的诸多问题：小企业过多，企业分布零散，行业乱象普遍。

创新医疗服务供给机制。目前我国覆盖城乡的医疗卫生服务体系由医院、基层医疗卫生机构、专业公共卫生机构等组成。总体上医疗资源总量不足、质量不高、结构与布局不合理、服务体系碎片化、部分公立医院规模不合理扩张等问题一直以来都非常突出，亟待政府引导、改善和解决。

第五节　本章小结

本章是在第三章理论分析结论、第四章和第五章计量分析结论基础之上，进一步剖析相关政策建议。有关中国医疗资源配置优化问题，可以从两个角度来分析：

从医疗资源内部结构优化角度，物力和人力医疗资源分别都有哪些地方值得进一步优化配置，提升资源利用率，本章第一节和第二节集中讨论了医疗资源内部结构优化的政策建议。

从医疗服务的需求端和供给侧角度，分别探究哪些政策措施可以提升整个医疗服务行业的医疗资源配置效率。虽然医疗资源的内部结构配比问题很重要，但是关注医疗服务供需双方需要进一步深化改革的方向才是这里想要重点讨论的问题。

　　如何引导需求分层并合理分流将是中国医疗服务行业接下来需要着力解决的问题。是否实现了需求分层和分流也是检验医疗服务行业供给侧结构性改革成效的重要指标之一。

第七章　全书总结与研究展望

本章在归纳总结前面各章研究结论的基础之上，提出相应的政策建议和研究展望。

第一节　全书总结

改革开放以来，人民生活水平提高，人们越来越关注自身健康状况，医疗服务消费需求也日益增多。与此同时，中国人口老龄化程度逐年升高，疾病谱也发生变化，慢性疾病负担加重使得医疗服务需求的内部结构发生变化，大部分医疗服务需求是治愈急性疾病向诊治慢性疾病的方向转变。医疗服务行业需求方实行了市场化改革，基本医疗保险几乎覆盖全民，虽然保障水平较低，但是相比过去已有巨大的进步。然而，医疗服务供方改革步伐却比需方改革步伐慢得多。尽管公立医院改革从未停止，但改革成效甚微，政府诸多强基层的财政投资也没能有效扭转居民蜂拥去三甲医院看病的现状。基于此，本书将关注点聚焦于中国医疗资源配置问题，首先从理论上分析了中国医疗资源配置机制，然后从医疗服务供给者视角计量分析了医疗资源配置的静态和动态效率及影响因素，接着从患者视角计量分析了居民的医疗资源配置和满意度评价，并进一步探讨了价格管制和过度医疗对患者医疗负担的影响，最后基于理论分析和计量分析结论，对医疗资源配置优化方向提出了一些机制设计建议。

依据以上研究内容，本节总结出以下几点研究结论。

一、基于三维视角构建中国医疗资源配置机制模型

本书在构建中国特有的医疗资源配置机制模型时，首先，剖析了完全市场化条件下医疗资源配置的一般机制，得出单纯依靠市场机制配置医疗资源会导致供给不足的结论。这表明，政府干预医疗资源配

置是有必要的。接着，基于时间维度，研究了中国医疗资源配置的历史沿革，从医疗卫生体制变迁、财政补偿政策演变和医院评级制度三方面剖析了新中国成立以来中国医疗资源配置的动态过程。最后，基于当前市场机制与政府管制共同作用影响医疗资源配置的现实，从医疗服务供需双方动态变化的视角，剖析中国医疗资源由最初的合理配置演变为配置不合理程度日益严重的全过程，构建具备中国特殊性的医疗资源配置机制模型。

二、中国医疗资源配置过程中存在配置不合理现象

在剖析中国医疗资源配置机制过程中，本书发现医疗资源配置不合理体现在很多方面：医疗设备配置不合理、医卫人员结构不合理、人力资本与物力资本不匹配、医卫人员的不合理出诊行为、各地区医院配置不合理，等等。造成以上不合理行为既有医疗信任品特殊性的原因，又有政府管制失当和缺位的原因，更有医疗服务行业供方和需方改革不同步的原因。

医疗资源配置不合理造成诸多不良后果：医疗检查设备重复、浪费性购置导致医院经营成本上升；医卫人员配置不合理造成医卫人员、患者的不满情绪；医院资源配置不合理引发医疗服务供方和需方、政府、医保机构等对中国医疗卫生系统的不满；医生的不合理出诊行为导致患者自付医疗负担加重。

三、中国医疗资源配置效率低下

本书使用 DNDEA 模型从医疗服务供给方角度来定量分析医疗资源配置效率。自 2009 年新医改以来，中国医疗资源配置总体上存在效率损失，医疗服务行业内部行政管理部门资金管理效率和医疗服务部门业务经营效率都存在效率损失。第四章列举了医疗资源配置效率

低下的省份，并分析了这些省份效率低下的原因。

第五章从患者视角评价中国医疗资源配置时发现，有相当一部分比重的居民对当前医疗服务并不满意。从医疗服务消费者角度，中国医疗资源配置并不是有效率的。

四、中国医疗资源配置的服务效率随时间变化而提高

从全要素生产率变动的角度看，2010 年至 2017 年医疗资源配置全要素生产率总体上呈现不断上升的态势，行业内部行政管理部门和医疗服务部门的全要素生产率总体上也是在上升的。

从技术进步和效率变动情况角度，行政管理部门和医疗服务部门在多数年份间实现了技术进步和医疗资源配置效率提升。只是技术进步幅度明显大于资源配置效率提升幅度，因此技术进步对全要素生产率上升的贡献远大于资源配置效率上升的贡献。

从患者视角看，2005 年至 2015 年，患者对医疗服务的满意度评价总体上感到满意的比例在不断上升，居民主观感知认为中国医疗资源配置逐年趋于合理化。居民作为医疗资源使用者，其对医疗服务满意程度的评估反映了医疗服务消费者对医疗资源配置效率的主观评价。

五、诸多因素会显著影响医疗资源配置效率变动

影响医疗资源配置动态效率变动、行政管理和经营服务子系统动态效率变动的因素不仅有医疗服务行业内部各类型医院的结构和业务量变动，还有政府干预强度变动、地区人口结构变动、居民教育水平变动和地区经济社会发展状况变动。第四章使用计量分析方法具体分析了以上影响因素是正向还是负向影响医疗服务效率变动。

从患者视角看，地区医疗保障政策，居民个体特征，地区医疗资源的充足性、均衡性和便利性都会影响居民对中国医疗服务效率的主观评价。

六、价格管制通过引发过度医疗行为加重居民医疗负担

在前人构建的数理模型的基础之上，本书使用计量模型研究了价格管制、过度医疗和患者医疗负担三者之间的关系。使用 CHARLS 数据库 2011 年、2013 年和 2015 年的全国数据计量回归发现，政府价格管制直接造成了以增加高科技医疗检查、检查项目数和看病次数为表征的过度医疗行为，而过度医疗行为直接加重了患者的自付医疗支出负担。虽然价格管制指标对患者自付医疗负担的直接影响不显著，但会通过直接造成过度医疗对患者医疗负担产生间接影响。

七、有效分层分流医疗服务需求是未来优化医疗资源配置的关键

当前中国医疗资源配置不合理的一个主要成因是各种医疗服务需求混杂，大部分的需求都依赖于有限的高等级医院提供相应的服务。这是不合理的，缓解高等级医院患者拥挤和低等级医院资源闲置的方法是要合理又高效地将各种医疗服务需求进行分层，引导不同层次的需求流向具备对应服务能力的医院。如此，供给侧的诸多不合理配置也会随着需求的分层分流而相应调整为合理的状态。

第二节　政策建议

在第六章研究中国医疗资源配置优化改革路径和方向时，我们已经详细分析了今后中国医疗服务行业有待改进提升的方面，给出了一

些优化机制建议。对于中国医疗卫生系统的优化完善，有如下几点改革思路和政策建议。

一、调整物质资本结构并理性化投资行为

医疗服务行业物力医疗资源配置优化可行的方向有：①引导高等级医院合理分流患者，控制和减少盲目建筑投资和医疗检查设备重复购置；②鼓励低等级医院提升基本医疗服务质量和体验，通过口碑、信誉平台建立和评级标准调整，帮助优质低等级医院扩大知名度、美誉度，让患者主动选择首诊在基层，确保基层医院有能力有资质完成大部分基本医疗服务的提供；③在条件允许的情况下，分离高值医疗设备的所有权与使用权，积极推进同地区医院间物力医疗资源共享，尽可能减少现有物质资本的闲置，实现物力医疗资源分布合理、利用高效。

虽然物质资本存量和增量的决策多数情况下属于医院内部管理行为，但政府有责任有义务也应该监管地区物力医疗资源配置的合理性、高效性，既要引导、影响、鼓励合理的物力医疗资源配置，又要在必要时直接干预配置，减少短视盲目投资和浪费性资源重复配置。

二、培养并提质医卫人员

各类医卫人员的培养算得上是最重要最关键的长期投资，优质专科医生和全科医生培育的重要性自不必说，而对专业护士、药师、技师、护理人员、护工等的培养也应该予以足够的重视。只有各种类型医卫人员配比合理、有效，才能保证人力资本真正高效地在医疗服务生产过程中发挥效能。

医卫人员的培养不仅仅是个人的事、医院的事，更是整个社会的

事。一直以来培养医学生的过程都含有政府财政的支持，但是政府支持的内部结构需要随着现实需求的变化而变动。

优质医生、医术高明的医生永远只占全部医生的一小部分，在追求这部分医卫人员卓越的同时，政府更应该将更多机会和资源放在提升整体医卫人员技术水平上，具体而言包括以下几点：①基层医院普通全科医生的医术水平应该保持在一定水准之上，确保其确实可以医治大部分常见普通疾病；②有资质的护士、药师、技师数量要与医生数相匹配，护理人员、护工数量应该合理增加，减少当前工作强度大的负担；③引导、影响、鼓励各类医卫人员的职业专业培训，提升整体素质，增强患者对医卫人员的信任度；④阳光化、合理化医卫人员的收入，确保劳动投入与阳光所得相匹配，在允许市场机制对高水平优质医生予以奖励的同时，需要避免医生利用自身信息优势，掠夺过多的消费者剩余，造成社会福利净损失。

三、合理有效分层分流医疗服务需求

各地区经济社会发展水平各异，居民医疗需求结构也不同，与之适应的医疗机构数量、结构亦具有差异性。因地制宜，高、低等级互补，同等级在公平竞争环境下协同提高资源配置效率是比较理想的状态。

政府应该引导、影响、鼓励各类型医院基于自身优势错位发展。与此同时，政府有责任为各种所有制医院营造公平竞争的市场环境，对于具备天生资源占有优势的医疗机构，政府应该控制其肆意利用其资源优势巩固其市场占有率和市场实力的行为。

上述做法都是为了真正引导需求分层，顺利实现需求合理分流，如此可以解决医疗资源在高等级医院过于拥挤和低等级医院闲置的现状，优化医疗资源配置，提升资源配置效率。

四、改革并完善医疗服务供给侧相关制度和政策

医疗体制改革涉及多方利益协调，是一个庞大的系统工程。整个医疗服务行业的良性发展依赖于各种与医疗卫生系统相关的制度的制定、完善与修正，需要经历很长的时间，中间过程也一定伴随着停滞、重复，甚至倒退。

首先，医院评级制度需要改进：①评级系统中需要增加与医疗服务质量和体验有关的评级标准，而且这部分评分所占的比重要相应上升；②对高等级医院的床位规模要求可适当放宽要求；③评级制度应该对私立医院友好，而不是将规模小但专业程度高的私立医院禁锢在低等级医院范畴；④评级制度标准的制定应该反映一定的前瞻性，如引入网络评级系统等。

其次，公立医院医生的人事薪酬制度亟须改革。医疗服务行业供给侧改革相对需求侧的市场化改革一直处于滞后状态，供给侧各方既定利益重新分配很难实施是一个重要原因，但不能因为改革难就避开改革。因为相对容易改革的地方都实现适当调整后，尚未改革领域一旦做出相适应的改革或调整之后，改革成果就会非常显著。

再次，医卫人员培养机制需要改善、改进。改革公立医院里医生的人事薪酬制度就应该伴随着人才培养机制的相应改革。正是因为当前医卫人才培养机制的部分失当和不足，才造成了医卫人员内部结构的诸多问题。政府需要标本兼治，短期调整医生的人事薪酬制度，但长期而言，医生培养机制的调整势在必行。

最后，医保政策、药品集中采购制度、药品安全管理等配套政策措施也应实施改革、调整、完善与修正。一是政府需要在当前广覆盖的基础之上，提高基本医疗保险的保障水平和报销力度；二是药品集中采购制度的完善与落实，政府应该努力让该制度真正发挥作用，而不是流于形式或纯粹增加政府租值；三是政府有责任确保药品生产的

下限标准，规范患者的用药安全。

第三节　本书不足与未来研究展望

本书关注中国医疗资源配置机制，研究了资源配置不合理对医疗服务供方和需方的影响效应，并试图找到优化医疗资源配置效率的路径与政策。但囿于作者自身研究水平、本书篇幅以及数据获取等方面的限制，本书的研究相对稚嫩，存在诸多不足。未来有待进一步研究深入的方面仍不少。

一、本书不足

本书研究的不足之处主要体现在三方面：数理模型、计量数据与研究内容。

第一，部分问题尚缺乏数理模型的解释。诚然，并不是所有研究问题都需要数理模型推导，尽管在理论分析时构建数理模型容易让问题剖析的可信度提升。如医武竞争模型如何通过数学模型推导得出合理的结论就是一个明显的例子。对医疗机构效用函数的设定在理论界就已经分歧很大，具体分析医疗机构内部人力资本与物质资本的合理配比，需要结合研究对象的环境背景就事论事，似乎不存在放之四海而皆准的普世模型。然而基于现实提炼出合理的理论假设，并在此基础之上构建数理模型是目前学术界研究医疗资源配置机制的学者一直在尝试的工作。考虑到作者自身的数学基础，本书没有将研究精力放在建立严格的数理模型来论证正文的观点上，而是尝试利用逻辑推演分析，试图使用演绎与归纳方法阐述文中观点。

第二，综观全书，计量数据主要来自三个地方：宏观统计年鉴、CGSS 数据库和 CHARLS 数据库。这些都是二手数据，在分析哪些数据指标可以作为回归变量时，很多情况下使用了近似替代。如使用"各省城乡居民医疗保健价格指数/居民消费价格指数"作为价格管制的指标。该比例是否能准确刻画医疗服务价格管制程度是存在争议的。此外，过度医疗指标的选取也存在类似问题。虽然作者已从现有数据库中寻找尽可能具有代表性的指标，但其适合性与可解释性仍十分有限。数据变量选取不合适会直接影响回归模型的解释力，这是本书非常严重的潜在不足。

第三，研究内容还需要完善。关于医疗资源配置机制，医保机构作为医疗服务的支付方在其中也是起作用的。而本书则是将笔墨主要放在医疗服务的供给方和消费方上，并没有详细论述支付方在其中的影响与作用，未来进一步研究时需要考虑医保机构在医疗资源配置中的作用与影响。

二、未来研究展望

囿于数据局限和作者的学术水平，本书存在诸多不足。这些不足之处都有待作者今后在研究中完善，进一步深化对医疗资源配置的研究深度与广度。具体而言，主要包括以下几点。

第一，完善理论界研究医疗资源配置不合理的理论基础。中国是后发型国家，医疗服务行业发展过程中既出现了欧美发达国家曾经历的通病问题，又有中国特色问题。前者可以借鉴学习别国的可行经验，而后者则需要集合学者、实践者、政策制定者等多方的智慧。构建数理模型，从微观到宏观阐述中国医疗服务行业复杂的利益关系，是本书未来的一个拓展方向。

第二，完善和补充以医疗机构为单位的医疗服务行业微观数据。对医疗服务行业进行学术研究的一个重要障碍是，很多数据是不公开的，这增加了计量分析的难度。未来如果可以整合完善全国医院微观经营数据，那么使用微观数据研究医疗资源配置效率的结果将更具说服力，理论解释力也更高，促进更多有价值的研究结论出现。

第三，拓展医疗资源配置与医疗费用支出的研究。本书重点关注的是医疗资源配置与医疗服务效率提升之间的关系，但是，资源配置不合理不仅导致效率低下，更造成患者、政府、医保无谓负担加重。这将是未来进一步研究需要深挖的地方。

附　录

本书第四章动态网络 DEA 模型结果列表如下（见附表 1 至附表 13）

附表 1　　　　　中国各省医疗服务总效率得分表

省份	总效率	排名	2010	2011	2012	2013	2014	2015	2016	2017
北京	0.7697	27	0.8152	0.7795	0.7664	0.7665	0.7547	0.7466	0.7743	0.7563
天津	1	1	1	1	1	1	1	1	1	1
河北	0.9879	17	0.9088	1	1	1	1	1	1	1
山西	0.6689	30	0.6525	0.6522	0.6692	0.6843	0.6451	0.6783	0.6729	0.6991
内蒙古	0.6766	29	0.7406	0.5338	0.7111	0.7139	0.7034	0.685	0.6849	0.6936
辽宁	0.9642	19	0.8416	0.9999	0.9999	0.883	1	1	1	1
吉林	0.7776	26	0.7716	0.739	0.756	0.7663	0.7898	0.7978	0.795	0.8097
黑龙江	0.8776	23	0.6792	0.728	0.7484	0.9997	1	1	1	1
上海	1	1	1	1	1	1	1	1	1	1
江苏	1	1	1	1	1	1	1	1	1	1
浙江	1	1	1	1	1	1	1	1	1	1
安徽	0.888	22	0.8612	0.8833	0.8757	0.8934	0.884	0.8991	0.8918	0.9168
福建	0.8735	24	1	0.9227	0.8722	0.8382	0.7683	0.8172	0.8021	
江西	0.9793	18	0.932	1	1	0.9045	1	1	1	1
山东	0.9999	15	1	1	1	0.9999	0.9999	0.9998	0.9998	0.9998
河南	1	1	1	1	1	1	1	1	1	1
湖北	0.9435	21	0.7641	0.8943	0.9203	1	0.9999	1	1	1
湖南	1	1	0.9998	1	1	1	1	1	1	1

续表

省份	总效率	排名	2010	2011	2012	2013	2014	2015	2016	2017
广东	1	1	1	1	1	1	1	1	1	1
广西	0.8372	25	0.9003	1	0.8849	0.8916	1	1	0.8578	0.4839
海南	1	1	1	1	1	1	1	1	1	1
重庆	0.9909	16	1	1	0.9276	1	1	1	1	1
四川	1	1	1	1	1	1	1	1	1	1
贵州	1	1	1	1	1	1	1	1	1	1
云南	1	1	1	1	1	1	1	1	1	1
陕西	0.7522	28	0.6903	0.7829	0.7125	0.7186	0.793	0.7327	0.7903	0.7974
甘肃	0.9623	20	0.8649	0.8561	1	1	1	1	1	1
青海	1	1	1	1	1	1	1	1	1	1
宁夏	1	1	1	1	1	1	1	1	1	1
新疆	1	1	1	1	1	1	1	1	1	0.9999
均值	0.9316		0.9141	0.9283	0.9298	0.9365	0.9469	0.9436	0.9428	0.932
最大值	1		1	1	1	1	1	1	1	1
最小值	0.6689		0.6525	0.5338	0.6692	0.6843	0.6451	0.6783	0.6729	0.4839
标准差	0.1041		0.1164	0.127	0.1101	0.1036	0.1044	0.1095	0.1035	0.1306

数据来源：规模报酬可变条件下动态网络 SBM 模型结果截取

附表 2　中国各省医疗服务行业行政管理部门效率得分表

省份	2010	2011	2012	2013	2014	2015	2016	2017	均值	排名
北京	1	1	1	1	1	1	1	1	1	1
天津	1	1	1	1	1	1	1	1	1	1
河北	0.829	1	1	1	1	1	1	1	0.9786	25
山西	1	1	1	1	0.9148	1	1	1	0.9894	21
内蒙古	1	1	1	1	1	1	1	1	1	1
辽宁	0.6963	1	1	0.78	1	1	1	1	0.9345	28
吉林	1	1	1	1	1	1	1	1	1	1
黑龙江	0.7435	1	1	1	1	1	1	1	0.9679	27

续表

省份	2010	2011	2012	2013	2014	2015	2016	2017	均值	排名
上海	1	1	1	1	1	1	1	1	1	1
江苏	1	1	1	1	1	1	1	1	1	1
浙江	1	1	1	1	1	1	1	1	1	1
安徽	1	1	1	1	1	1	1	1	1	1
福建	1	1	1	1	1	0.8793	1	1	0.9849	22
江西	0.864	1	1	1	1	1	1	1	0.983	23
山东	1	1	1	1	1	1	1	1	1	1
河南	1	1	1	1	1	1	1	1	1	1
湖北	0.7841	1	1	1	1	1	1	1	0.973	26
湖南	1	1	1	1	1	1	1	1	1	1
广东	1	1	1	1	1	1	1	1	1	1
广西	0.8027	1	0.7715	0.7832	1	1	0.7184	0.3011	0.7971	30
海南	1	1	1	1	1	1	1	1	1	1
重庆	1	1	0.8552	1	1	1	1	1	0.9819	24
四川	1	1	1	1	1	1	1	1	1	1
贵州	1	1	1	1	1	1	1	1	1	1
云南	1	1	1	1	1	1	1	1	1	1
陕西	0.7636	1	0.8046	0.8021	1	0.8543	1	1	0.9031	29
甘肃	1	1	1	1	1	1	1	1	1	1
青海	1	1	1	1	1	1	1	1	1	1
宁夏	1	1	1	1	1	1	1	1	1	1
新疆	1	1	1	1	1	1	1	0.9998	1	1
均值	0.9494	1	0.981	0.9788	0.9972	0.9911	0.9906	0.9767	0.9831	9.1667
最大值	1	1	1	1	1	1	1	1	1	30
最小值	0.6963	1	0.7715	0.78	0.9148	0.8543	0.7184	0.3011	0.7971	1
标准差	0.0966	0	0.0589	0.0646	0.0156	0.034	0.0514	0.1276	0.0413	11.8673

数据来源：规模报酬可变条件下动态网络 SBM 模型结果截取

附表3　中国各省医疗服务行业经营服务部门效率得分表

省份	2010	2011	2012	2013	2014	2015	2016	2017	均值	排名
北京	0.6485	0.5752	0.5575	0.5593	0.5476	0.5338	0.5755	0.5454	0.5678	28
天津	1	1	1	1	1	1	1	1	1	1
河北	1	1	1	1	1	1	1	1	1	1
山西	0.4689	0.4598	0.4792	0.4972	0.4839	0.4921	0.4861	0.5153	0.4853	30
内蒙古	0.554	0.3453	0.5209	0.529	0.5216	0.5008	0.5023	0.5046	0.4973	29
辽宁	0.9998	0.9998	0.9998	1	1	1	1	1	0.9999	18
吉林	0.6153	0.5697	0.5924	0.6085	0.6447	0.6547	0.6515	0.6673	0.6255	27
黑龙江	0.6333	0.5597	0.5859	0.9994	1	1	1	1	0.8473	23
上海	1	1	1	1	1	1	1	1	1	1
江苏	0.9999	0.9999	0.9999	1	1	1	1	1	1	1
浙江	1	1	1	1	1	1	1	1	1	1
安徽	0.744	0.7775	0.7668	0.7977	0.7823	0.8098	0.7978	0.8404	0.7895	24
福建	1	1	0.8501	0.7624	0.7058	0.6778	0.6679	0.6464	0.7888	25
江西	1	1	1	0.8131	1	1	1	1	0.9766	20
山东	0.9999	1	1	0.9998	0.9998	0.9997	0.9997	0.9997	0.9998	19
河南	0.9999	1	1	1	1	1	1	1	1	1
湖北	0.7459	0.7991	0.847	0.9999	0.9997	1	1	1	0.924	22
湖南	0.9996	1	1	1	1	1	1	1	1	1
广东	1	1	1	1	1	1	1	1	1	1
广西	1	1	1	1	1	1	1	1	1	1
海南	1	1	1	1	1	1	1	1	1	1
重庆	1	1	1	1	1	1	1	1	1	1
四川	1	1	1	1	1	1	1	1	1	1
贵州	1	1	1	1	1	1	1	1	1	1
云南	1	1	1	1	1	1	1	1	1	1
陕西	0.6312	0.6119	0.6369	0.6505	0.6324	0.6393	0.6294	0.6362	0.6335	26
甘肃	0.7549	0.7377	1	1	1	1	1	1	0.9366	21
青海	1	1	1	1	1	1	1	1	1	1

续表

省份	2010	2011	2012	2013	2014	2015	2016	2017	均值	排名
宁夏	1	1	1	1	1	1	1	1	1	1
新疆	1	1	1	1	1	1	1	1	1	1
均值	0.8932	0.8812	0.8945	0.9072	0.9106	0.9103	0.9103	0.9118	0.9024	10.9667
最大值	1	1	1	1	1	1	1	1	1	30
最小值	0.4689	0.3453	0.4792	0.4972	0.4839	0.4921	0.4861	0.5046	0.4853	1
标准差	0.1733	0.2005	0.1793	0.168	0.1717	0.1734	0.1723	0.1709	0.1677	11.8598

数据来源：规模报酬可变条件下动态网络 SBM 模型结果截取

附表 4　　　中国各省医疗行业效率累积 Malmquist
与 Malmquist 指数表

省份	总得分	排名	（1）	（2）	（3）	（4）	（5）	（6）	（7）	（8）
北京	0.7697	27	1.3895	1.2491	1.3174	11	1.0481	1.0323	1.0402	11
天津	1	1	1.0165	0.701	0.8441	27	1.0023	0.9505	0.9761	27
河北	0.9879	17	1.0446	0.6574	0.8287	28	1.0063	0.9418	0.9735	28
山西	0.6689	30	1.0214	1.4138	1.2017	16	1.003	1.0507	1.0266	16
内蒙古	0.6766	29	1.1448	1.055	1.099	20	1.0195	1.0077	1.0136	20
辽宁	0.9642	19	1.0542	1.5318	1.2708	13	1.0076	1.0628	1.0348	13
吉林	0.7776	26	2.1418	1.2546	1.6392	6	1.1149	1.0329	1.0731	6
黑龙江	0.8776	23	2.0093	1.5284	1.7524	2	1.1048	1.0625	1.0834	2
上海	1	1	1.1598	1.1667	1.1632	18	1.0214	1.0223	1.0218	18
江苏	1	1	1.058	2.6581	1.677	4	1.0081	1.1499	1.0767	4
浙江	1	1	1.381	2.0659	1.6891	3	1.0472	1.1092	1.0778	3
安徽	0.888	22	1.3235	1.5892	1.4503	8	1.0408	1.0684	1.0545	8
福建	0.8735	24	1.1059	1.0406	1.0728	22	1.0145	1.0057	1.0101	21
江西	0.9793	18	1.0732	0.6075	0.8074	29	1.0101	0.9313	0.9699	29
山东	0.9999	15	0.9143	2.9924	1.6541	5	0.9873	1.1695	1.0745	5
河南	1	1	0.9999	1.3536	1.1634	17	1	1.0442	1.0219	17
湖北	0.9435	21	1.0102	3.3984	1.8529	1	1.0014	1.191	1.0921	1
湖南	1	1	1.0065	1.8356	1.3592	10	1.0009	1.0906	1.0448	10

续表

省份	总得分	排名	（1）	（2）	（3）	（4）	（5）	（6）	（7）	（8）
广东	1	1	1.5081	1.2525	1.3744	9	1.0605	1.0327	1.0465	9
广西	0.8372	25	1.2157	1.4165	1.3123	12	1.0283	1.051	1.0396	12
海南	1	1	0.9517	0.7882	0.8661	26	0.9929	0.9666	0.9797	26
重庆	0.9909	16	0.9069	1.1817	1.0352	23	0.9861	1.0241	1.0049	23
四川	1	1	1.3502	1.785	1.5525	7	1.0438	1.0863	1.0648	7
贵州	1	1	1.1299	0.826	0.9661	25	1.0176	0.9731	0.9951	25
云南	1	1	1.0614	1.085	1.0731	21	1.0085	1.0117	1.0101	21
陕西	0.7522	28	1.1697	1.3398	1.2519	14	1.0227	1.0427	1.0327	14
甘肃	0.9623	20	1.1032	0.5672	0.791	30	1.0141	0.9222	0.9671	30
青海	1	1	1.5949	0.803	1.1317	19	1.069	0.9691	1.0178	19
宁夏	1	1	1.7251	0.8571	1.216	15	1.081	0.9782	1.0283	15
新疆	1	1	1.3333	0.7519	1.0013	24	1.042	0.9601	1.0002	24
均值	0.9316		1.2301	1.3584	1.2471	1.2301	1.0268	1.0314	1.0284	1.0268
最大值	1		2.1418	3.3984	1.8529	2.1418	1.1149	1.191	1.0921	1.1149
最小值	0.6689		0.9069	0.5672	0.791	0.9069	0.9861	0.9222	0.9671	0.9861
标准差	0.1041		0.3053	0.684	0.3038	0.3053	0.0327	0.0678	0.0361	0.0327

注：总体和累积 Malmquist 之间斯皮尔曼秩相关系数是 −0.5419。表中（1）列是行政管理部门 2010—2017 年间累积 Malmquist 指数，（2）列是经营服务部门 2010—2017 年间累积 Malmquist 指数，（3）列是医疗服务行业整体 2010—2017 年间累积 Malmquist 指数，（4）列是行业整体累积 Malmquist 指数排名。行业整体与 Malmquist 指数之间的斯皮尔曼秩相关系数是 −0.5430。表中（5）列是行政管理部门 Malmquist 指数，（6）列是经营服务部门 Malmquist 指数，（7）列是医疗服务行业整体 Malmquist 指数，（8）列是行业整体 Malmquist 指数排名。

数据来源：规模报酬可变条件下动态网络 SBM 模型结果截取

附表 5　中国各省医疗行业行政管理部门累积 Malmquist 指数表

省份	1→2	1→3	1→4	1→5	1→6	1→7	1→8	排名（1→8）
北京	1.0832	1.2182	1.2256	1.2663	1.2854	1.3368	1.3895	6
天津	1.051	1.0299	0.9993	1.0452	1.0423	1.039	1.0165	24
河北	1.096	1.1867	1.0682	1.0621	1.0562	1.0575	1.0446	22

续表

省份	1→2	1→3	1→4	1→5	1→6	1→7	1→8	排名（1→8）
山西	0.984	1.2749	1.0745	0.9383	1.0617	1.0203	1.0214	23
内蒙古	1.0827	1.0792	1.0439	1.0621	1.0982	1.1011	1.1448	14
辽宁	1.2677	1.6774	1.1515	1.2573	1.0611	1.0621	1.0542	21
吉林	0.8759	1.1069	0.9188	0.9634	0.94	0.8731	2.1418	1
黑龙江	1.1815	1.5352	1.423	1.421	1.4018	1.2497	2.0093	2
上海	1.0521	1.1636	1.1957	1.1556	1.1656	1.2231	1.1598	13
江苏	0.9963	1.0497	1.0493	1.036	1.2398	1.0467	1.058	20
浙江	1.0518	1.1607	1.2145	1.3171	1.3074	1.327	1.381	7
安徽	0.9292	1.1385	1.0811	1.0973	1.1461	1.2754	1.3235	10
福建	1.0186	1.0316	1.0579	1.0581	0.9428	1.1016	1.1059	16
江西	1.1724	1.4705	1.2055	1.193	1.1799	1.0867	1.0732	18
山东	1.0495	1.1105	0.9894	0.9359	0.904	0.9108	0.9143	29
河南	1.0533	1.101	1.0595	1.0245	1.0147	0.9968	0.9999	27
湖北	1.0192	1.041	1.0715	1.0473	1.0102	1.006	1.0102	25
湖南	0.8894	1.1267	0.8579	0.9011	0.9458	0.984	1.0065	26
广东	1.052	1.167	1.2096	1.273	1.3593	1.4237	1.5081	5
广西	1.0172	1.2296	1.1007	1.4317	1.2339	1.058	1.2157	11
海南	0.8213	0.8798	0.8602	0.8623	0.9064	0.9186	0.9517	28
重庆	0.8868	1.0156	0.9635	0.9166	0.9023	0.8947	0.9069	30
四川	1.047	1.3594	1.3101	1.2741	1.2749	1.2862	1.3502	8
贵州	1.0403	1.1298	1.0936	1.0937	1.0535	1.0998	1.1299	15
云南	1.1036	1.16	1.0889	1.1104	1.0595	1.0615	1.0614	19
陕西	1.0361	1.2825	1.0091	1.2665	1.1755	1.2686	1.1697	12
甘肃	1.0076	1.3632	1.119	1.1232	1.1161	1.0814	1.1032	17
青海	0.9259	1.1119	1.014	1.1378	1.2754	1.5402	1.5949	4
宁夏	1.0079	1.0927	1.1641	1.2945	1.5055	1.6556	1.7251	3
新疆	1.0004	1.1551	1.0953	1.0786	1.1601	1.1403	1.3333	9

续表

省份	1→2	1→3	1→4	1→5	1→6	1→7	1→8	排名（1→8）
均值	1.0267	1.1816	1.0905	1.1215	1.1275	1.1375	1.2301	
最大值	1.2677	1.6774	1.423	1.4317	1.5055	1.6556	2.1418	
最小值	0.8213	0.8798	0.8579	0.8623	0.9023	0.8731	0.9069	
标准差	0.0932	0.1653	0.122	0.1509	0.157	0.1876	0.3053	

注：表中第二列至第八列分别是 2010—2011 年、2010—2012 年、2010—2013 年、2010—2014 年、2010—2015 年、2010—2016 年、2010—2017 年各省医疗行业行政管理部门累积 Malmquist 指数。第九列是 2010—2017 年各省医疗行业行政管理部门累积 Malmquist 指数排名。

数据来源：规模报酬可变条件下动态网络 SBM 模型结果截取

附表 6　　中国各省医疗行业经营服务部门累积 Malmquist 指数表

省份	1→2	1→3	1→4	1→5	1→6	1→7	1→8	排名（1→8）
北京	1.0494	1.0873	1.1434	1.1887	1.1549	1.2936	1.2491	16
天津	0.9624	1.027	1.036	0.9589	0.8941	0.7698	0.701	27
河北	0.9509	0.9237	0.8492	0.7894	0.6969	0.7065	0.6574	28
山西	1.06	1.1599	1.2274	1.2563	1.2611	1.319	1.4138	11
内蒙古	0.6556	1.065	1.0832	1.0954	1.0068	1.0505	1.055	20
辽宁	1.0939	1.2253	1.2705	1.3827	1.3729	1.4556	1.5318	8
吉林	1.0194	1.1161	1.1257	1.2219	1.1858	1.2077	1.2546	14
黑龙江	0.9666	1.0746	1.4448	1.4867	1.4354	1.5058	1.5284	9
上海	0.9525	1.0431	1.0458	1.03	1.0454	1.0723	1.1667	18
江苏	1.0641	1.1735	1.2274	1.4644	1.7793	2.2507	2.6581	3
浙江	1.115	1.223	1.351	1.4809	1.7875	1.9782	2.0659	4
安徽	1.0941	1.3366	1.3873	1.4328	1.4429	1.4769	1.5892	7
福建	1.1269	1.1936	1.0901	1.0734	1.0303	1.062	1.0406	21
江西	1.2161	1.4761	1.1896	1.0374	0.7826	0.6285	0.6075	29
山东	1.2239	1.5818	1.5441	1.955	1.9317	2.4525	2.9924	2
河南	1.0326	1.2217	1.2279	1.3572	1.2957	1.3361	1.3536	12
湖北	1.1323	1.4606	1.821	2.0829	2.3287	2.8589	3.3984	1

续表

省份	1→2	1→3	1→4	1→5	1→6	1→7	1→8	排名（1→8）
湖南	1.2201	1.5545	1.6792	1.7212	1.7479	1.8019	1.8356	5
广东	0.9506	1.0399	1.062	1.2078	1.2185	1.2492	1.2525	15
广西	0.9482	1.1536	1.3086	1.3234	1.1589	1.3689	1.4165	10
海南	1.0208	1.0479	0.871	0.7326	0.7435	0.758	0.7882	25
重庆	1.0067	1.0839	1.0987	1.1098	1.1267	1.1391	1.1817	17
四川	1.0158	1.1859	1.2894	1.3534	1.4464	1.6022	1.785	6
贵州	1.0385	1.2035	1.0249	1.0024	0.8448	0.83	0.826	23
云南	1.0028	1.0266	1.0226	1.0441	1.0429	1.0601	1.085	19
陕西	1.0361	1.1719	1.2066	1.2486	1.2419	1.2837	1.3398	13
甘肃	0.8464	1.0588	0.8869	0.7462	0.6031	0.656	0.5672	30
青海	1.0085	1.0052	0.9274	0.9248	0.9005	0.905	0.803	24
宁夏	0.9972	0.9673	0.9027	0.8461	0.9204	0.9044	0.8571	22
新疆	0.8663	0.8021	0.7365	0.7079	0.7784	0.7494	0.7519	26
均值	1.0225	1.1563	1.1694	1.2087	1.2069	1.2911	1.3584	
最大值	1.2239	1.5818	1.821	2.0829	2.3287	2.8589	3.3984	
最小值	0.6556	0.8021	0.7365	0.7079	0.6031	0.6285	0.5672	
标准差	0.1148	0.1792	0.2445	0.335	0.4022	0.5402	0.684	

注：表中第二列至第八列分别是 2010—2011 年、2010—2012 年、2010—2013 年、2010—2014 年、2010—2015 年、2010—2016 年、2010—2017 年各省医疗行业经营服务部门累积 Malmquist 指数。第九列是 2010—2017 年各省医疗行业经营服务部门累积 Malmquist 指数排名。

数据来源：规模报酬可变条件下动态网络 SBM 模型结果截取

附表 7　中国各省医疗行业行政管理部门 Malmquist 指数表

省份	(1)	(2)	(3)	(4)	(5)	(6)	(7)	几何均值	排名
北京	1.0832	1.1246	1.0061	1.0332	1.0151	1.04	1.0394	1.0481	6
天津	1.051	0.9799	0.9703	1.0459	0.9973	0.9968	0.9783	1.0023	24
河北	1.096	1.0828	0.9001	0.9943	0.9944	1.0013	0.9878	1.0063	22
山西	0.984	1.2956	0.8428	0.8733	1.1315	0.961	1.0011	1.003	23

续表

省份	(1)	(2)	(3)	(4)	(5)	(6)	(7)	几何均值	排名
内蒙古	1.0827	0.9968	0.9673	1.0174	1.034	1.0026	1.0397	1.0195	14
辽宁	1.2677	1.3232	0.6865	1.0918	0.844	1.0009	0.9926	1.0076	21
吉林	0.8759	1.2637	0.8301	1.0485	0.9757	0.9289	2.453	1.1149	1
黑龙江	1.1815	1.2994	0.9269	0.9986	0.9865	0.8915	1.6078	1.1048	2
上海	1.0521	1.106	1.0276	0.9664	1.0087	1.0493	0.9483	1.0214	13
江苏	0.9963	1.0536	0.9996	0.9873	1.1968	0.8442	1.0108	1.0081	20
浙江	1.0518	1.1035	1.0464	1.0845	0.9926	1.015	1.0407	1.0472	7
安徽	0.9292	1.2253	0.9495	1.015	1.0445	1.1128	1.0377	1.0408	10
福建	1.0186	1.0128	1.0255	1.0001	0.8911	1.1684	1.0039	1.0145	16
江西	1.1724	1.2543	0.8198	0.9896	0.989	0.921	0.9876	1.0101	18
山东	1.0495	1.0581	0.891	0.9459	0.9659	1.0075	1.0039	0.9873	29
河南	1.0533	1.0453	0.9623	0.967	0.9904	0.9824	1.0031	1	27
湖北	1.0192	1.0214	1.0293	0.9774	0.9646	0.9958	1.0042	1.0014	25
湖南	0.8894	1.2668	0.7614	1.0504	1.0496	1.0404	1.0229	1.0009	26
广东	1.052	1.1093	1.0365	1.0524	1.0678	1.0474	1.0593	1.0605	5
广西	1.0172	1.2088	0.8952	1.3007	0.8618	0.8575	1.149	1.0283	11
海南	0.8213	1.0712	0.9777	1.0025	1.0511	1.0135	1.036	0.9929	28
重庆	0.8868	1.1452	0.9487	0.9514	0.9844	0.9915	1.0137	0.9861	30
四川	1.047	1.2984	0.9637	0.9725	1.0007	1.0088	1.0498	1.0438	8
贵州	1.0403	1.086	0.968	1.0001	0.9632	1.044	1.0273	1.0176	15
云南	1.1036	1.0511	0.9387	1.0198	0.9541	1.0019	0.9999	1.0085	19
陕西	1.0361	1.2378	0.7868	1.2551	0.9282	1.0792	0.922	1.0227	12
甘肃	1.0076	1.3529	0.8209	1.0037	0.9937	0.9689	1.0202	1.0141	17
青海	0.9259	1.2009	0.9119	1.1221	1.121	1.2076	1.0355	1.069	4
宁夏	1.0079	1.0841	1.0654	1.112	1.163	1.0997	1.042	1.081	3
新疆	1.0004	1.1546	0.9483	0.9847	1.0756	0.9829	1.1693	1.042	9
均值	1.0267	1.1504	0.9301	1.0288	1.0079	1.0088	1.0896	1.0268	

续表

省份	(1)	(2)	(3)	(4)	(5)	(6)	(7)	几何均值	排名
最大值	1.2677	1.3529	1.0654	1.3007	1.1968	1.2076	2.453	1.1149	
最小值	0.8213	0.9799	0.6865	0.8733	0.844	0.8442	0.922	0.9861	
标准差	0.0932	0.1091	0.0921	0.0853	0.0792	0.0786	0.2828	0.0327	

注：表中第（1）列至第（7）列分别是2010—2011年、2011—2012年、2012—2013年、2013—2014年、2014—2015年、2015—2016年、2016—2017年各省医疗服务行业行政管理部门Malmquist指数。

数据来源：规模报酬可变条件下动态网络SBM模型结果截取

附表8　中国各省医疗行业经营服务部门Malmquist指数表

省份	(1)	(2)	(3)	(4)	(5)	(6)	(7)	几何均值	排名
北京	1.0494	1.0361	1.0516	1.0396	0.9716	1.1201	0.9656	1.0323	16
天津	0.9624	1.0671	1.0088	0.9256	0.9324	0.861	0.9106	0.9505	27
河北	0.9509	0.9714	0.9193	0.9296	0.8828	1.0138	0.9305	0.9418	28
山西	1.06	1.0942	1.0582	1.0236	1.0038	1.0459	1.0719	1.0507	11
内蒙古	0.6556	1.6245	1.0171	1.0112	0.9191	1.0435	1.0042	1.0077	20
辽宁	1.0939	1.1201	1.0369	1.0883	0.9929	1.0603	1.0523	1.0628	8
吉林	1.0194	1.0949	1.0086	1.0854	0.9705	1.0184	1.0389	1.0329	14
黑龙江	0.9666	1.1117	1.3445	1.029	0.9655	1.0491	1.015	1.0625	9
上海	0.9525	1.0951	1.0026	0.9849	1.0149	1.0258	1.088	1.0223	18
江苏	1.0641	1.1028	1.0459	1.1931	1.2151	1.2649	1.181	1.1499	3
浙江	1.115	1.0969	1.1046	1.0962	1.207	1.1067	1.0443	1.1092	4
安徽	1.0941	1.2216	1.038	1.0328	1.007	1.0236	1.076	1.0684	7
福建	1.1269	1.0592	0.9133	0.9847	0.9598	1.0308	0.9798	1.0057	21
江西	1.2161	1.2138	0.8059	0.8721	0.7544	0.803	0.9666	0.9313	29
山东	1.2239	1.2924	0.9762	1.2661	0.9881	1.2696	1.2201	1.1695	2
河南	1.0326	1.1831	1.0051	1.1053	0.9547	1.0312	1.0131	1.0442	12
湖北	1.1323	1.2899	1.2468	1.1438	1.118	1.2277	1.1887	1.191	1
湖南	1.2201	1.2741	1.0802	1.025	1.0155	1.0309	1.0187	1.0906	5
广东	0.9506	1.0939	1.0213	1.1373	1.0088	1.0252	1.0027	1.0327	15

续表

省份	（1）	（2）	（3）	（4）	（5）	（6）	（7）	几何均值	排名
广西	0.9482	1.2166	1.1344	1.0113	0.8757	1.1812	1.0348	1.051	10
海南	1.0208	1.0265	0.8312	0.8411	1.0149	1.0195	1.0398	0.9666	25
重庆	1.0067	1.0767	1.0136	1.0101	1.0153	1.011	1.0374	1.0241	17
四川	1.0158	1.1675	1.0872	1.0497	1.0687	1.1077	1.1141	1.0863	6
贵州	1.0385	1.1589	0.8516	0.978	0.8428	0.9825	0.9952	0.9731	23
云南	1.0028	1.0237	0.9961	1.0211	0.9988	1.0165	1.0235	1.0117	19
陕西	1.0361	1.1311	1.0296	1.0348	0.9946	1.0337	1.0437	1.0427	13
甘肃	0.8464	1.2509	0.8377	0.8413	0.8082	1.0878	0.8646	0.9222	30
青海	1.0085	0.9967	0.9226	0.9972	0.9737	1.005	0.8873	0.9691	24
宁夏	0.9972	0.97	0.9332	0.9373	1.0879	0.9826	0.9477	0.9782	22
新疆	0.8663	0.9259	0.9182	0.9612	1.0995	0.9628	1.0034	0.9601	26
均值	1.0225	1.1329	1.008	1.0219	0.9887	1.0481	1.0253	1.0314	
最大值	1.2239	1.6245	1.3445	1.2661	1.2151	1.2696	1.2201	1.191	
最小值	0.6556	0.9259	0.8059	0.8411	0.7544	0.803	0.8646	0.9222	
标准差	0.1148	0.1339	0.1145	0.095	0.1004	0.0984	0.0814	0.0678	

注：表中第（1）列至第（7）列分别是2010—2011年、2011—2012年、2012—2013年、2013—2014年、2014—2015年、2015—2016年、2016—2017年各省医疗服务行业经营服务部门Malmquist指数。

数据来源：规模报酬可变条件下动态网络SBM模型结果截取

附表9　　中国各省医疗行业行政管理部门技术进步表

省份	（1）	（2）	（3）	（4）	（5）	（6）	（7）	几何均值	排名
北京	1.0832	1.1246	1.0061	1.0332	1.0151	1.04	1.0394	1.0481	7
天津	1.051	0.9799	0.9703	1.0459	0.9973	0.9968	0.9783	1.0023	20
河北	0.9086	1.0828	0.9001	0.9943	0.9944	1.0013	0.9878	0.9796	28
山西	0.984	1.2956	0.8428	0.9546	1.0351	0.961	1.001	1.003	19
内蒙古	1.0827	0.9968	0.9673	1.0174	1.034	1.0026	1.0397	1.0195	13
辽宁	0.8827	1.3232	0.8801	0.8516	0.844	1.0009	0.9926	0.9568	30
吉林	0.8759	1.2637	0.8301	1.0485	0.9757	0.9289	2.453	1.115	2

续表

省份	（1）	（2）	（3）	（4）	（5）	（6）	（7）	几何均值	排名
黑龙江	0.8784	1.2994	0.9269	0.9986	0.9865	0.8915	1.6079	1.059	6
上海	1.0521	1.106	1.0276	0.9664	1.0087	1.0493	0.9483	1.0214	12
江苏	0.9963	1.0536	0.9996	0.9873	1.1968	0.8442	1.0108	1.0081	18
浙江	1.0518	1.1035	1.0464	1.0845	0.9926	1.015	1.0407	1.0472	8
安徽	0.9292	1.2253	0.9495	1.015	1.0445	1.1128	1.0377	1.0408	11
福建	1.0186	1.0128	1.0255	1.0001	1.0135	1.0274	1.0039	1.0145	15
江西	1.0129	1.2543	0.8198	0.9896	0.989	0.921	0.9876	0.9893	24
山东	1.0495	1.0581	0.891	0.9459	0.9659	1.0075	1.0039	0.9873	25
河南	1.0533	1.0453	0.9623	0.967	0.9904	0.9824	1.0031	1	22
湖北	0.7991	1.0214	1.0293	0.9774	0.9646	0.9958	1.0042	0.9672	29
湖南	0.8894	1.2668	0.7614	1.0504	1.0496	1.0404	1.0229	1.0009	21
广东	1.052	1.1093	1.0365	1.0524	1.0678	1.0474	1.0593	1.0604	5
广西	0.8165	1.5669	0.8817	1.0187	0.8618	1.1937	2.7418	1.1829	1
海南	0.8213	1.0712	0.9777	1.0025	1.0511	1.0135	1.036	0.9929	23
重庆	0.8868	1.3391	0.8113	0.9514	0.9844	0.9915	1.0137	0.9861	26
四川	1.047	1.2984	0.9637	0.9725	1.0006	1.0088	1.0498	1.0438	9
贵州	1.0403	1.086	0.968	1.0001	0.9632	1.044	1.0273	1.0176	14
云南	1.1036	1.0511	0.9387	1.0198	0.9541	1.0019	0.9999	1.0085	17
陕西	0.7912	1.5384	0.7892	1.0067	1.0866	0.9219	0.9221	0.984	27
甘肃	1.0076	1.3529	0.8209	1.0037	0.9937	0.9689	1.0202	1.0141	16
青海	0.9259	1.2009	0.9119	1.1221	1.121	1.2076	1.0355	1.069	4
宁夏	1.0079	1.0841	1.0654	1.112	1.163	1.0997	1.042	1.081	3
新疆	1.0004	1.1546	0.9483	0.9847	1.0756	0.9829	1.1695	1.042	10
均值	0.97	1.1789	0.9316	1.0058	1.014	1.01	1.1427	1.0247	
最大值	1.1036	1.5669	1.0654	1.1221	1.1968	1.2076	2.7418	1.1829	

续表

省份	（1）	（2）	（3）	（4）	（5）	（6）	（7）	几何均值	排名
最小值	0.7912	0.9799	0.7614	0.8516	0.844	0.8442	0.9221	0.9568	
标准差	0.0939	0.152	0.0838	0.0522	0.0725	0.0761	0.4136	0.0464	

注：表中第（1）列至第（7）列分别是2010—2011年、2011—2012年、2012—2013年、2013—2014年、2014—2015年、2015—2016年、2016—2017年各省医疗服务行业行政管理部门前沿变动数值。

数据来源：规模报酬可变条件下动态网络SBM模型结果截取

附表10　　中国各省医疗行业经营服务部门技术进步表

省份	（1）	（2）	（3）	（4）	（5）	（6）	（7）	几何均值	排名
北京	1.1831	1.0691	1.0482	1.0618	0.9967	1.039	1.0188	1.0581	9
天津	0.9624	1.0671	1.0088	0.9256	0.9324	0.861	0.9106	0.9505	27
河北	0.9509	0.9714	0.9193	0.9296	0.8828	1.0138	0.9305	0.9418	28
山西	1.0809	1.05	1.0199	1.0518	0.9869	1.0588	1.0113	1.0367	14
内蒙古	1.052	1.0767	1.0015	1.0257	0.9572	1.0402	0.9997	1.0212	18
辽宁	1.0939	1.1201	1.0367	1.0883	0.9929	1.0603	1.0523	1.0628	8
吉林	1.101	1.0529	0.9819	1.0246	0.9556	1.0233	1.0143	1.021	19
黑龙江	1.0936	1.0621	0.7881	1.0284	0.9655	1.0491	1.015	0.9953	21
上海	0.9525	1.0951	1.0026	0.9849	1.0149	1.0258	1.088	1.0223	17
江苏	1.0641	1.1029	1.0458	1.1931	1.2151	1.2649	1.181	1.1499	2
浙江	1.115	1.0969	1.1046	1.0962	1.207	1.1067	1.0443	1.1092	4
安徽	1.047	1.2386	0.9978	1.0531	0.9728	1.039	1.0214	1.05	11
福建	1.1269	1.2459	1.0183	1.0637	0.9994	1.046	1.0123	1.0704	7
江西	1.2161	1.2138	0.9912	0.7091	0.7544	0.803	0.9666	0.9313	29
山东	1.2239	1.2924	0.9763	1.2661	0.9882	1.2696	1.2201	1.1695	1
河南	1.0325	1.1831	1.0051	1.1053	0.9547	1.0312	1.0131	1.0442	12
湖北	1.0569	1.217	1.056	1.1441	1.1177	1.2277	1.1887	1.1421	3
湖南	1.2196	1.2741	1.0802	1.025	1.0155	1.0309	1.0187	1.0906	5
广东	0.9506	1.0939	1.0213	1.1373	1.0088	1.0252	1.0027	1.0327	15
广西	0.9482	1.2166	1.1344	1.0113	0.8757	1.1812	1.0348	1.051	10

续表

省份	(1)	(2)	(3)	(4)	(5)	(6)	(7)	几何均值	排名
海南	1.0208	1.0265	0.8312	0.8411	1.0149	1.0195	1.0398	0.9666	25
重庆	1.0067	1.0767	1.0136	1.0101	1.0153	1.011	1.0374	1.0241	16
四川	1.0158	1.1675	1.0872	1.0497	1.0687	1.1077	1.1141	1.0863	6
贵州	1.0385	1.1589	0.8516	0.978	0.8428	0.9825	0.9952	0.9731	23
云南	1.0028	1.0237	0.9961	1.0211	0.9988	1.0165	1.0235	1.0117	20
陕西	1.0688	1.0866	1.0081	1.0644	0.9839	1.0499	1.0326	1.0415	13
甘肃	0.8662	0.9228	0.8377	0.8413	0.8082	1.0878	0.8646	0.8859	30
青海	1.0085	0.9967	0.9226	0.9972	0.9737	1.005	0.8873	0.9691	24
宁夏	0.9972	0.97	0.9332	0.9373	1.0879	0.9826	0.9477	0.9782	22
新疆	0.8663	0.9259	0.9182	0.9612	1.0995	0.9628	1.0034	0.9601	26
均值	1.0454	1.1032	0.9879	1.0209	0.9896	1.0474	1.023	1.0282	
最大值	1.2239	1.2924	1.1344	1.2661	1.2151	1.2696	1.2201	1.1695	
最小值	0.8662	0.9228	0.7881	0.7091	0.7544	0.803	0.8646	0.8859	
标准差	0.0924	0.0999	0.0821	0.1079	0.0996	0.0973	0.0792	0.0667	

注：表中第（1）列至第（7）列分别是 2010—2011 年、2011—2012 年、2012—2013 年、2013—2014 年、2014—2015 年、2015—2016 年、2016—2017 年各省医疗服务行业经营服务部门前沿变动数值。

数据来源：规模报酬可变条件下动态网络 SBM 模型结果截取

附表 11　　中国各省医疗行业行政管理部门效率进步表

省份	(1)	(2)	(3)	(4)	(5)	(6)	(7)	几何均值	排名
北京	1	1	1	1	1	1	1	1	7
天津	1	1	1	1	1	1	1	1	7
河北	1.2063	1	1	1	1	1	1	1.0272	5
山西	1	1	1	0.9148	1.0932	1	1	1	7
内蒙古	1	1	1	1	1	1	1	1	7
辽宁	1.4362	1	0.78	1.2821	1	1	1	1.0531	1
吉林	1	1	1	1	1	1	1	1	7
黑龙江	1.345	1	1	1	1	1	1	1.0433	2

续表

省份	（1）	（2）	（3）	（4）	（5）	（6）	（7）	几何均值	排名
上海	1	1	1	1	1	1	1	1	7
江苏	1	1	1	1	1	1	1	1	7
浙江	1	1	1	1	1	1	1	1	7
安徽	1	1	1	1	1	1	1	1	7
福建	1	1	1	1	0.8793	1.1373	1	1	7
江西	1.1575	1	1	1	1	1	1	1.0211	6
山东	1	1	1	1	1	1	1	1	7
河南	1	1	1	1	1	1	1	1	7
湖北	1.2753	1	1	1	1	1	1	1.0354	4
湖南	1	1	1	1	1	1	1	1	7
广东	1	1	1	1	1	1	1	1	7
广西	1.2458	0.7715	1.0152	1.2768	1	0.7184	0.4191	0.8693	30
海南	1	1	1	1	1	1	1	1	7
重庆	1	0.8552	1.1693	1	1	1	1	1	7
四川	1	1	1	1	1	1	1	1	7
贵州	1	1	1	1	1	1	1	1	7
云南	1	1	1	1	1	1	1	1	7
陕西	1.3096	0.8046	0.9969	1.2467	0.8543	1.1706	1	1.0393	3
甘肃	1	1	1	1	1	1	1	1	7
青海	1	1	1	1	1	1	1	1	7
宁夏	1	1	1	1	1	1	1	1	7
新疆	1	1	1	1	1	1	0.9998	1	7
均值	1.0659	0.981	0.9987	1.024	0.9942	1.0009	0.9806	1.003	
最大值	1.4362	1	1.1693	1.2821	1.0932	1.1706	1	1.0531	
最小值	1	0.7715	0.78	0.9148	0.8543	0.7184	0.4191	0.8693	
标准差	0.1285	0.0589	0.0516	0.0845	0.0387	0.0662	0.1061	0.0297	

注：表中第（1）列至第（7）列分别是2010—2011年、2011—2012年、2012—2013年、2013—2014年、2014—2015年、2015—2016年、2016—2017年各省医疗服务行业行政管理部门效率进步数值。

数据来源：规模报酬可变条件下动态网络SBM模型结果截取

附表 12   中国各省医疗行业经营服务部门效率进步表

省份	（1）	（2）	（3）	（4）	（5）	（6）	（7）	几何均值	排名
北京	0.887	0.9691	1.0033	0.9791	0.9748	1.0781	0.9477	0.9756	29
天津	1	1	1	1	1	1	1	1	9
河北	1	1	1	1	1	1	1	1	9
山西	0.9807	1.0421	1.0376	0.9731	1.0171	0.9878	1.0599	1.0136	5
内蒙古	0.6232	1.5087	1.0155	0.9859	0.9602	1.0031	1.0045	0.9867	28
辽宁	1	1	1.0002	1	1	1	1	1	9
吉林	0.9259	1.0398	1.0272	1.0593	1.0156	0.9952	1.0242	1.0117	6
黑龙江	0.8838	1.0467	1.7059	1.0006	1	1	1	1.0674	1
上海	1	1	1	1	1	1	1	1	9
江苏	1	1	1.0001	1	1	1	1	1	9
浙江	1	1	1	1	1	1	1	1	9
安徽	1.045	0.9863	1.0403	0.9807	1.0352	0.9852	1.0534	1.0176	4
福建	1	0.8501	0.8968	0.9257	0.9603	0.9855	0.9678	0.9396	30
江西	1	1	0.8131	1.2299	1	1	1	1	9
山东	1	1	0.9999	1	0.9999	1	1	1	9
河南	1	1	1	1	1	1	1	1	9
湖北	1.0713	1.0599	1.1806	0.9998	1.0003	1	1	1.0428	2
湖南	1.0004	1	1	1	1	1	1	1.0001	8
广东	1	1	1	1	1	1	1	1	9
广西	1	1	1	1	1	1	1	1	9
海南	1	1	1	1	1	1	1	1	9
重庆	1	1	1	1	1	1	1	1	9
四川	1	1	1	1	1	1	1	1	9
贵州	1	1	1	1	1	1	1	1	9
云南	1	1	1	1	1	1	1	1	9
陕西	0.9693	1.0409	1.0213	0.9722	1.0109	0.9845	1.0108	1.0011	7
甘肃	0.9772	1.3556	1	1	1	1	1	1.041	3
青海	1	1	1	1	1	1	1	1	9

续表

省份	(1)	(2)	(3)	(4)	(5)	(6)	(7)	几何均值	排名
宁夏	1	1	1	1	1	1	1	1	9
新疆	1	1	1	1	1	1	1	1	9
均值	0.9788	1.03	1.0247	1.0035	0.9991	1.0006	1.0023	1.0032	
最大值	1.0713	1.5087	1.7059	1.2299	1.0352	1.0781	1.0599	1.0674	
最小值	0.6232	0.8501	0.8131	0.9257	0.9602	0.9845	0.9477	0.9396	
标准差	0.0764	0.1164	0.1393	0.047	0.014	0.0155	0.0193	0.021	

注：表中第（1）列至第（7）列分别是 2010—2011 年、2011—2012 年、2012—2013 年、2013—2014 年、2014—2015 年、2015—2016 年、2016—2017 年各省医疗服务行业经营服务部门效率进步数值。

数据来源：规模报酬可变条件下动态网络 SBM 模型结果截取

本书第五章第二节使用中国综合社会调查（CGSS）问卷中的相关问题列表如下：

（1）2005 年：您对政府在下列工作方面的表现是否满意呢？

F17a. 为患者提供医疗服务

1. 非常满意　2. 满意　3. 一般　4. 不满意　5. 非常不满意 6. 无法选择

（2）2011 年：D22. 总的来说，您对中国的医疗卫生系统满意吗？

1. 完全满意　2. 很满意　3. 比较满意　4. 说不上满意不满意 5. 比较不满意　6. 很不满意　7. 完全不满意　8. 无法选择

（3）2013 年：

C2a. 请问，您对医疗卫生公共服务的各个方面的满意程度如何？是非常不满意、不太满意、说不清满意不满意、比较满意还是非常满意？

附表 13　2013 年 CGSS 问卷里 C2a 问题项下的小问题列表

内容	非常不满意	不太满意	说不清满意不满意	比较满意	非常满意
1. 城乡居民健康档案服务	1	2	3	4	5

续表

内容	非常不满意	不太满意	说不清满意 不满意	比较满意	非常满意
2. 健康教育服务	1	2	3	4	5
3. 预防接种	1	2	3	4	5
4. 传染病防治	1	2	3	4	5
5. 儿童、孕产妇、老年人保健	1	2	3	4	5
6. 慢性病管理	1	2	3	4	5
7. 重性精神疾病管理	1	2	3	4	5
8. 卫生监督协管（食品、饮水、公共场所等）	1	2	3	4	5
9. 基本药物制度	1	2	3	4	5
10. 药品安全管理	1	2	3	4	5

C2g. 综合考虑各个方面，您对于医疗卫生公共服务的总体满意度如何？如果 0 分代表完全不满意，100 分代表完全满意，您给打多少分？记录：〔_____ | _____ | _____〕分【高位补零】。

（4）2015 年：

B15. 您对政府在下列工作方面的表现是否满意呢？

为患者提供医疗服务

1. 非常满意 2. 满意 3. 一般 4. 不满意 5. 非常不满意

B16. 我们想了解一下您对政府所提供的下列公共服务的满意度如何？如果 0 分代表完全不满意，100 分代表完全满意，您分别给打多少分？（高位补零）

医疗卫生〔_____ | _____ | _____〕分。

参 考 文 献

［1］ Akerlof George A. The market for "lemons": quality uncertainty and the market mechanism ［J］. Quarterly journal of economics, 1970, 84 (3): 488 – 500.

［2］ Anderson E A. Measuring service quality at a university health clinic ［J］. International journal of health care quality assurance, 1995, 8 (2): 32 – 37.

［3］ Arrow K J. Uncertainty and the welfare economics of medical care ［J］. Journal of health politics policy & law, 1963, 53 (5): 941 – 973.

［4］ Avkiran N K, Mccrystal A. Intertemporal analysis of organizational productivity in residential aged care networks: scenario analyses for setting policy targets ［J］. Health care management science, 2014, 17 (2): 113 – 125.

［5］ Baird R J, Tutassaura H, Miyagishima R. Emergency portal decompression: a review of 31 patients operated upon via a midline approach ［J］. Archives of surgery, 1971, 103 (1): 73 – 75.

［6］ Banker R, Charnes D A, Cooper W W. Some models for estimating technical and scale inefficiencies in data envelopment analysis ［J］. Management science, 1984, 30 (9): 1078 – 1092.

［7］ Barzel Yoram. A theory of rationing by waiting ［J］. Journal of law and economics, 1974, 17 (1): 73 – 76.

［8］ Boadway R, Bruce N. A general proposition on the design of a neutral business tax ［J］. Journal of public economics, 1984, 24 （2）: 231 – 239.

［9］ Bottomley A. The effect of the common ownership of land upon resources allocation in tripolitania ［J］. Land economics, 1963, 39 （1）: 91 – 95.

［10］ Bowen H R. The interpretation of voting in the allocation of economic resources ［J］. The quarterly journal of economics, 1943, 58 （1）: 27 – 48.

［11］ Card D, Dobkin C, Maestri N. The impact of nearly universal insurance coverage on health care utilization: evidence from medicare ［J］. American economic review, 2008, 98 （5）: 2242 – 2258.

［12］ Cardozo R N. An experimental study of customer effort, expectation, and satisfaction ［J］. Journal of marketing research, 1965, 244 – 249.

［13］ Caves D W, Christensen L R, Diewert W E. The economic theory of index numbers and the measurement of input and output, and productivity ［J］. Econometric, 1982, 50 （6）: 1393 – 1414.

［14］ Charnes A, Cooper W W, Golany B, et al. A multiperiod analysis of market segments and brand efficiency in the competitive carbonated beverage industry ［M］. Data envelopment analysis: theory, methodology, and applications. 1994.

［15］ Carnes A, Cooper W W, RHODES E. Measuring the efficiency of decision making units ［J］. European journal of operational research, 1978, 2 （6）: 429 – 444.

［16］ Chernew M E, Newhouse J P. Health care spending growth. In: Handbook of health economics ［M］. Elsevier, volume 2, 2012.

[17] Clarkson K W. Some implications of property rights in hospital management [J]. Journal of law & economics, 1972, 15 (2): 363 – 384.

[18] Coase R H. The lighthouse in economics [J]. Journal of law & economics, 1974, 17 (2): 357 – 376.

[19] Cocharane A L, ST Leger A S, Moore F. Health service input and mortality output in developed countries [J]. Journal of epidemiology & community health, 1978, 32 (3): 200 – 205.

[20] Coelli T, RAO D S P, Battese G E. Efficiency measurement using stochastic frontiers. In: An introduction to efficiency and productivity analysis [M]. Springer, Boston, MA, 1998.

[21] Cooper W W, Sinha K K, Sullivan R S. Accounting for complexity in costing high technology manufacturing [J]. European journal of operational research, 1995, 85 (2): 316 – 326.

[22] Coyne J S. Hospital performance inmultihospital systems: a comparative study of system and independent hospitals [J]. Health services research, 1982, 17 (4): 303 – 329.

[23] Culyer A J. Incentives: For What? For Whom? What Kind?. In: Incentives in health systems [M]. Springer, Berlin, Heidelberg, 1991.

[24] Culyer A J. Need: the idea won't do, but we still need it [J]. Social science & medicine, 1995, 40 (6): 727 – 730.

[25] Culyer A J. The Normative economics of health care finance and provision [J]. Oxford review of economic policy, 1989, 5 (1): 34 – 58.

[26] Culyer A J, Evans R G. Markpauly on welfare economics: normative rabbits from positive hats [J]. Journal of health economics, 1996, 15 (2): 243 – 251.

［27］Darby Michael R, Karni Edi. Free competition and the optimal amount of fraud ［J］. Journal of law and economics, 1973 （16）: 67 – 88.

［28］Demsetz H. Toward a theory of property rights ［J］. American economic review, 1967, 57 （2）: 347 – 359.

［29］Deng Z, Jiang N, Song S, et al. Misallocation and price distortions: a revenued ecomposition of medical service providers in China ［J］. China economic review, 2021 （65）: 101574.

［30］Dijk C E, Berg B, Verheij R A, et al. Moral hazard and supply-induced demand: empirical evidence in general practice ［J］. Health economics, 2013, 22 （3）: 340 – 352.

［31］Dong F, Long R, Bian Z, et al. Applying aruggiero three-stage super-efficiency DEA model to gauge regional carbon emission efficiency: evidence from China ［J］. Nat hazards, 2017, 87: 1453 – 1468.

［32］Dranove David. Demand inducement and the physician/patient relationship ［J］. Economic inquiry, 1988, 2 （26）: 281 – 298.

［33］Dulleck Uwe, Kerschbamer Rudolf. On doctors, mechanics, and computer specialists: the economics of credence goods ［J］. Journal of economic literature, 2006 （65）: 5 – 42.

［34］Dulleck Uwe, Kerschbamer Rudolf. Second degree price discrimination in a market for credence goods ［J］. Working paper, 2008.

［35］Emons Winand. Credence goods and fraudulent experts ［J］. The RAND journal of economics, 1997, 28 （1）: 107 – 119.

［36］Escarce J J. Explaining the association between surgeon supply and utilization ［J］. Inquiry, 1992, 29 （4）: 403 – 415.

［37］Fama E F. Agency problem and the theory of the firm ［J］. Journal of political economy, 1980, 88 （2）: 288 – 307.

［38］ Fare R, Grosskopf S. Network DEA ［J］. Socio – economic planning sciences, 2000, 34 (1): 35 – 49.

［39］ Fare R, Grosskopf S, Norris M, et al. Productivity growth, technical progress, and efficiency change in industrialized countries ［J］. American economic review, 1994, 84 (5): 1040 – 1044.

［40］ Farrell M J. The measurement of technical efficiency ［J］. Journal of the royal statistical society, 1957 (9): 1078 – 1092.

［41］ Feldstein M S. The rising price of physician's services ［J］. The review of economics and statistics, 1970, 52 (2): 121 – 133.

［42］ Ferrier G D, Valdmanis V. Rural hospital performance and its correlates ［J］. Journal of productivity analysis, 1996, 7 (1): 63 – 80.

［43］ Flokou A, Aletras V, Niakas D. Decomposition of potential efficiency gains from hospital mergers in Greece ［J］. Health care management science, 2016 (20): 1 – 18.

［44］ Flokou A, Kontodimopoulos N, Niakas D. Employing post-DEA cross-evaluation and cluster analysis in a sample of Greek NHS hospitals ［J］. Joumal of medical systems, 2011, 35 (5): 1001 – 1014.

［45］ Fong Yuk-Fai. When do experts cheat and whom do they target? ［J］. Rand journal of economics, 2005 (36): 113 – 130.

［46］ Fried H O, Lovell C A K, Eeckaut P V. Evaluating the performance of US credit unions ［J］. Journal of banking & finance, 1993, 17 (2 – 3): 251 – 265.

［47］ Fuchs V R. The supply of surgeons and the demand for operations ［J］. Journal of human resources, 1978 (13): 35 – 56.

［48］ Gordon H Scott. The economics of a common property resource: the fishery ［J］. The journal of political economy, 1954, 62 (2): 124 – 142.

［49］Hardin Garrett. The targedy of the commons ［J］. Science, 1968, 162（3859）: 1243 - 1248.

［50］Helmig B, Lapsley I. On the efficiency of public, welfare and private hospitals in Germany over time: a sectoral data envelopment analysis study ［J］. Health services management research, 2001, 14（4）: 263 - 74.

［51］Hollingsworth B. The measurement of efficiency and productivity of health care delivery ［J］. Health economics, 2008, 17（10）: 1107 - 1128.

［52］Hollingsworth B. Wildman J. The efficiency of health production: re-estimating the WHO panel data using parametric and non-parametric approaches to provide additional information ［J］. Health economics, 2003, 12（6）: 493 - 504.

［53］Holmstrom B. Design of incentive schemes and the new Soviet incentive model ［J］. European economic review, 1982, 17（2）: 127 - 148.

［54］Holmstrom B, Milgrom P. Aggregation and linearity in the provision of intertemporal incentives ［J］. Cowles foundation discussion papers, 1987, 55（2）: 303 - 328.

［55］Hurley J. An overview of the normative economics of the health sector. In: Handbook of health economics ［M］. Elsevier, volume 2, 2012: 56.

［56］Hussey P S, DE V H, Romley J, et al. A systematic review of health care efficiency measures ［M］. Health services research. 2009, 44（3）: 784 - 805.

［57］The United Nations Development Programme（UNDP）. World declaration on education for all and framework for action to meet basic learning needs ［R］. Inter-Agency Commission, New York, 1990.

[58] Jaipaul C K, Rosenthal G E. Are older patients more satisfied with hospital care than younger patients? [J] . Journal of general internal medicine, 2003, 18 (1): 23 – 30.

[59] Johansen N G. Identification of vanillin in U. S. P. vanillin and the detection of variousimpurities by gas-liquid chromatography [J] . Journal of chromatographic science, 1965, 3 (6): 202 – 203.

[60] Kai Sülzle, Wambach A. Insurance in a market for credence goods [J] . Journal of risk & insurance, 2005, 72.

[61] Kämäräinen V J, Peltokorpi A, Torkki P, Tallbacka K. Measuring healthcare productivity—from unit to system level [J] . International journal of health care quality assurance, 2016, 29 (3): 288 – 299.

[62] Kawaguchi H, Tone K, Tsutsui M. Dea in the Healthcare Sector. In: Advances in DEA Theory and Applications [M] . 2017. DOI: 10. 1002/9781118946688. ch15.

[63] Kawaguchi H, Tone K, Tsutsui M. Estimation of the efficiency of Japanese hospitals using a dynamic and network data envelopment analysis model [J] . Health care management science, 2014, 17 (2): 101 – 112.

[64] Khushalani J, Ozcan Y A. Are hospitals producing quality care efficiently? an analysis using dynamic network data envelopment analysis (DEA) [J] . Socio – economic planning sciences, 2017, 60 (12): 15 – 23.

[65] Klopp G. The analysis of the efficiency of production system with multiple inputs and outputs [D] . Chicago University of Illinois, 1985.

[66] Lewin L S, Derzon R A, Margulies R. Investor – owneds and nonprofits differ in economic performance [J] . Hospitals, 1981, 55 (13): 52 – 58.

[67] Lindahl E. Just taxation—a positive solution. In: Classics in the theory of public finance [M] . International Economic Association Series. Palgrave Macmillan, London, 1958.

[68] Linder Pelz S U. Toward a theory of patient satisfaction [J] . Social science & medicine, 1982, 16 (5): 577 – 582.

[69] Liu Ting. Credence goods markets withconscientous and selfish experts [J] . International economic review, 2011, 52 (1): 227 – 244.

[70] Malmquist S. Index numbers and indifference surfaces [J] . Trabajos de Estatistica, 1953 (4): 209 – 242. https: //doi. org/10. 1007/BF03006863.

[71] Manning W G, Newhouse J P, Duan N. Health insurance and the demand for medical care: evidence from a randomized experiment [J] . American economic review, 1987, 77 (3): 251 – 277.

[72] Mariz F B, Almeida M R, Aloise D. A review of dynamic data envelopment analysis: state of the art and applications [J] . International transactions in operational research, 2018, 25 (1): 469 – 505. DOI: 10. 1111/itor. 12468.

[73] Markey D W, MC Gowan J, Hanks J B. The effect of clinical pathway implementation on total hospital costs for thyroidectomy and parathyroidectomy patients [J] . The American surgeon 2000, 66 (6): 533 – 538.

[74] Maskin E S. Mechanism design: how to implement social goals [J] . American economic review, 2008, 98 (3): 567 – 576.

[75] Mclaughlin C P, Ricketts T C, Freund D A, et al. An evaluation of subsidized rural primary care programs: IV. Impact of the rural hospital on clinic self-sufficiency [J] . American journal of public health, 1985, 75 (7): 749 – 753.

[76] Mirrlees J. Note on welfare economics, information and uncer-

tainty. In: Essays in economics behavior under uncertainty [M]. Amsterdam: North-Holland, 1974: 243 – 258.

[77] Mocan H N, Tekin E, Zax J S. The demand for medical care in urban China [J]. World development, 2004, 32 (2): 289 – 304.

[78] Mooney G. "Communitarian claims" as an ethical basis for allocating health care resources [J]. Social science & medicine, 1998, 47 (9): 1171 – 1180.

[79] Organization for Economic Co-operation and Development. Electronic commerce: taxation framework conditions [R]. OECD Paris, Oct. Framework Conditions 1998: 5 – 8.

[80] OR Z. Determinants of health outcomes inindustrialised countries: a pooled, cross-country, time-series analysis [J]. OECD economic studies, 2000, 30 (30): 53 – 77.

[81] Ozcan Y A. Sensitivity analysis of hospital efficiency under alternative output/input and peer groups: a review [J]. Knowledge & policy, 1992, 5 (4): 1 – 29.

[82] Panahi H, Salmani B, Nasibparast S. Inductive effect of physicians number and hospital bed on health expenditure in Iran [J]. Quarterly journal of applied theories ofecomomics, 2015, 2 (2): 25 – 42.

[83] Parkin D, Hollingsworth B. Measuring production efficiency of acute hospitals in Scotland, 1991 – 94: validity issues in data envelopment analysis [J]. Applied economics, 1997, 29 (11): 1425 – 1433.

[84] Pascoe G C. Patient satisfaction in primary health care: a literature review and analysis [J]. Evaluation and program planning, 1983, 6 (3 – 4): 185 – 210.

[85] Pattison R V, Katz H M. Investor-owned and not-for-profit hospitals: a comparison based on California data [J]. New England journal

of medicine, 1983, 309 (6): 347 – 353.

[86] Register C A, Sharp A M, BIVIN D G. Profit incentives and the hospital industry: are we expecting too much? [J] . Health services research, 1985, 20 (2): 225 – 241.

[87] Roemer M I. Bed supply and hospital utilization: a national experiment [J] . Hospitals, 1961, 35: 988 – 993.

[88] Rogut L. Reshaping inpatient care: efficiency and quality in New York City hospitals [J] . Paper series (United Hospital Fund of New York), 1996 (11): 1 – 41.

[89] Ross S. The economic theory of agency: the principal's problem [J] . American economic review, 1973, 63: 134 – 139.

[90] Rossiter L F. Prospects for medical group practice under competition [J] . Medical care, 1984, 22 (1): 84 – 92.

[91] Ruggiero J. Nonparametric estimation of returns to scale in the public sector with an application to the provision of education services [J] . Journal of the operational research society, 2000, 51 (8): 906 – 912.

[92] Salamon D. Infinite – dimensional linear systems with unbounded control and observation: a functional analytic approach [J] . Transactions of the American mathematical society, 1987, 300 (2): 383 – 431.

[93] Schmid C. Consumer health information and the demand for physician visits [J] . Health economics, 2015, 24 (12): 1619 – 1631.

[94] Sen A. Why health equity? [J] . Health economics, 2002, 11 (8): 659 – 666.

[95] Shain M, Roemer M. Hospital costs relate to the supply of beds [J] . Modern hospital, 1959, 2 (4): 71 – 73.

[96] Spence Michael. Job market signaling [J] . The quarterly jour-

nal of economics, 1973, 87 (3): 355 - 374. doi: 10. 2307/1882010.

[97] Cheung Steven. A theory of price control [J] . Journal of law and economics, 1974, 17 (1): 53 - 72.

[98] Tone K, Tsutsui M. Dynamic DEA with network structure: a slacks-based measure approach [J] . Omega, 2014, 42 (1): 124 - 131.

[99] Tone K, Tsutsui M. Network DEA: a slacks-based measure approach [J] . European journal of operational research, 2009, 197 (1): 243 - 252.

[100] Victor John M Cantor, Kim Leng Poh. Integrated analysis of healthcare efficiency: a systematic review [J] . Journal of medical systems, 2018, 42 (8): 2 - 23.

[101] Wagstaff A, VAN D E, PACI P. On the measurement of horizontal inequity in the delivery of health care [J] . Journal of health economics, 1991, 10 (2): 169 - 205.

[102] Wensing M, Mainz J, Ferreira P, et al. General practice care and patients' priorities in Europe: an international comparison. [J] . Health policy, 1998, 45 (3): 175 - 186.

[103] Wilson R. The structure of incentives for decentralization under uncertainty [J] . In La Décision: agrégation et dynamique des ordres de préférence, edited by Guilbaud G, Paris, France: centre national de la recherche scientifique, 1969: 287 - 307.

[104] Wing Suen. Rationing and rent dissipation in the presence of heterogeneousindividuals [J] . The journal of political economy, 1989, 97 (6): 1384 - 1394.

[105] Wolinsky Asher. Small deviations from maximizing behavior in a simple dynamic model [J] . Quarterly journal of economics, 1993, 109 (2): 443 - 464.

［106］Worthington A C. Frontier efficiency measurement in health care: a review of empirical techniques and selected applications ［J］. Medical care research & review, 2004, 61 (2): 135 – 170.

［107］Worthington A, Dollery B. Measuring efficiency in local governments, planning and regulatory function ［J］. Public Productivity and Management Review, 2000, 23 (4): 468 – 485.

［108］Ying C N. The productive efficiency of Chinese hospitals ［J］. China economic review, 2011, 22 (3): 428 – 39.

［109］巴泽尔. 产权的经济分析 ［M］. 费方域, 段毅才, 译. 上海: 上海人民出版社, 1997.

［110］卜胜娟, 徐爱军, 熊季霞. 基于熵权改良 TOPSIS 法对某三甲医院医疗服务质量综合评价 ［J］. 中国卫生统计, 2017, 34 (1): 53 – 54.

［111］蔡昱, 龚刚, 张前程. 以医师价值之回归革除"以药养医"——基于理论模型视角的论证 ［J］. 南开经济研究, 2013 (1): 40 – 52.

［112］曾鹏. 我国居民对基本公共服务的满意度及其影响因素研究 ［D］. 兰州: 兰州大学, 2019.

［113］陈东, 程建英. 我国农村医疗卫生的政府供给效率——基于随机生产边界模型的分析 ［J］. 山东大学学报 (哲学社会科学版), 2011 (1): 64 – 71.

［114］陈亮, 袁蕙芸. 医疗服务公平与效率实现途径的理论探讨 ［J］. 医学与哲学, 2004, 25 (6): 12 – 14.

［115］陈新权. 某医院医疗服务质量调查与提升对策研究 ［D］. 电子科技大学, 2013.

［116］陈在余, 江玉, 李薇. 新农合对农村居民灾难性医疗支出的影响——基于全民覆盖背景分析 ［J］. 财经科学, 2016 (12): 110 – 120.

[117] 陈钊，刘晓峰，汪汇．服务价格市场化：中国医疗卫生体制改革的未尽之路 [J]．管理世界，2008 (8)：52-58．

[118] 代英姿．城市医疗资源的配置：非均衡与校正 [J]．城市发展研究，2010，17 (9)：108-112．

[119] 邓大松，刘振宇，余思琦．我国县级公立医疗服务体系改革实施效果评价——以江西省于都县为例 [J]．江西师范大学学报 (哲学社会科学版)，2018，51 (2)：120-126．

[120] 邓大松，严妮．市场在我国医疗卫生资源配置中的作用 [J]．经济纵横，2014 (10)：26-29．

[121] 丁锦希，李晓婷，顾海．新型农村合作医疗制度对农户医疗负担的影响——基于江苏、安徽、陕西的调研数据 [J]．农业经济问题，2012，33 (11)：91-97，112．

[122] 杜创，朱恒鹏，方燕．制度互补性与药品流通体制的中外差异 [J]．财贸经济，2015 (4)：109-120．

[123] 杜创，朱恒鹏．中国城市医疗卫生体制的演变逻辑 [J]．中国社会科学，2016 (8)：66-89，205-206．

[124] 杜创．动态激励与最优医保支付方式 [J]．经济研究，2017，52 (11)：88-103．

[125] 杜创．价格管制与过度医疗 [J]．世界经济，2013，36 (1)：116-140．

[126] 樊丽明，石绍宾．公共品供给机制：作用边界变迁及影响因素 [J]．当代经济科学，2006 (1)：63-68，126．

[127] 樊丽明．中国公共品市场与自愿供给分析 [D]．厦门：厦门大学，2003．

[128] 封进，李珍珍．中国农村医疗保障制度的补偿模式研究 [J]．经济研究，2009，44 (4)：103-115．

[129] 付强，孙萍．基于补偿公平与效率的城市基本医疗服务供给层次论 [J]．东北大学学报 (社会科学版)，2010，12

（1）：52 – 56.

[130] 傅子恒，刘小兵. 我国医疗资源配置中的政府管制及其改进空间 [J]. 经济管理，2010, 32（9）：156 – 161.

[131] 干春晖，周习，郑若谷. 不完美信息、供给者诱导需求与医疗服务质量 [J]. 财经研究，2007（8）：97 – 107.

[132] 高春亮，毛丰付，余晖. 激励机制、财政负担与中国医疗保障制度演变——基于建国后医疗制度相关文件的解读 [J]. 管理世界，2009（4）：66 – 74.

[133] 高梦滔，姚洋. 性别、生命周期与家庭内部健康投资——中国农户就诊的经验证据 [J]. 经济研究，2004（7）：115 – 125.

[134] 公彦才. 山东省医疗卫生机构服务效率评价比较——径向和非径向 CRS 的比较 [J]. 卫生经济研究，2017（3）：64 – 67.

[135] 郭华，蒋远胜. 医疗保险保障水平提高是否增加医疗服务的诱导需求——以成都市城乡居民为例 [J]. 农业技术经济，2014（1）：120 – 128.

[136] 国务院发展研究中心课题组：葛延风，丁宁宁，贡森，等. 对中国医疗卫生体制改革的评价与建议（概要与重点）[J]. 卫生政策，2005（9）：4 – 9.

[137] 韩秀云. 稳定配置理论与中国医疗和高考招生改革——2012 年度诺贝尔经济学奖解读 [J]. 经济学动态，2012（12）：107 – 114.

[138] 何庆红，赵绍阳，臧文斌. 国家基本药物制度实施减轻了患者医疗负担吗？[J]. 经济评论，2019（5）：92 – 109.

[139] 何增科. 公民社会与第三部门 [M]. 北京：社会科学文献出版社，2000.

[140] 洪秋妹，常向阳. 我国农村居民疾病与贫困的相互作用分析 [J]. 农业经济问题，2010, 31（4）：85 – 94, 112.

[141] 胡安霞，王嘉祁，肖健，等. 基于 DRGs 的三甲综合医院

住院服务绩效评价研究［J］．卫生经济研究，2018（12）：55－57．

［142］胡宏伟，栾文敬，李佳怿．医疗保险、卫生服务利用与过度医疗需求——医疗保险对老年人卫生服务利用的影响［J］．山西财经大学学报，2015，37（5）：14－24．

［143］胡青，时孝春，钱爱兵．基于 TOPSIS 的江苏省公立三甲中医医院服务效率研究［J］．中国卫生事业管理，2017，34（10）：746－750．

［144］胡玉杰．地方医疗卫生公共服务供给效率的区域差异性［J］．系统工程，2018，36（5）：150－158．

［145］黄恒学．公共经济学［M］．北京：北京大学出版社，2002．

［146］黄涛，颜涛．医疗信任商品的信号博弈分析［J］．经济研究，2009，44（8）：125－134．

［147］黄晓宁，李勇．新农合对农民医疗负担和健康水平影响的实证分析［J］．农业技术经济，2016（4）：51－58．

［148］贾洪波．我国医疗服务价格制度变迁及其展望［J］．价格理论与实践，2016（7）：10－15．

［149］贾胜男．东部地区城镇居民公共卫生服务满意度影响因素实证分析——基于 CGSS2015 数据［J］．经营与管理，2019（3）：133－136．

［150］江深．社会医疗保险对皖北地区居民医疗负担的影响［J］．财贸研究，2007（1）：153－154．

［151］解洪涛，陈利伟，庄佳强．鲍莫尔“成本病”与“以药养医”：中国社会医疗成本快速增长［J］．公共管理学报，2015，12（1）：84－93，156－157．

［152］雷咸胜．城乡居民医疗服务满意度比较研究——基于 CGSS（2015）数据的实证分析［J］．农业技术经济，2019（4）：16－28．

［153］李海明．供方诱导需求视角的就医行为研究——基于 CHARLS 数据的实证分析［J］．中央财经大学学报，2018（11）：

117 – 128.

[154] 李华，徐英奇，高健．分级诊疗对家庭医疗经济负担的影响——基于基层首诊视角的实证检验 [J]．江西财经大学学报，2018（5）：49 – 61.

[155] 李蕾，李靖宇，刘兵，等．医疗卫生服务模式与资源配置的国际比较 [J]．管理评论，2017，29（3）：186 – 196.

[156] 李少冬，仲伟俊．中国医疗服务公平与效率问题的实证研究 [J]．管理世界，2006（5）：146 – 147.

[157] 李顺飞，刘阳，李佳，等．基于DRGs的军队医院临床医疗服务绩效评价 [J]．重庆医学，2017，46（20）：2859 – 2861.

[158] 李文中．我国健康保障制度的公平与效率研究 [D]．首都经济贸易大学，2011.

[159] 李习平．基于多元线性回归的医院产出能力经验研究 [J]．中国卫生经济，2014，33（6）：69 – 71.

[160] 李晓燕．农村卫生资源配置问题研究——基于四川省的分析 [J]．农业经济问题，2010，31（5）：16 – 21，110.

[161] 李晓燕．新医改背景下农村卫生服务效率问题研究——以四川省为例 [J]．西北农林科技大学学报（社会科学版），2012，12（1）：8 – 12.

[162] 李晓阳，张一，王延庆，等．我国医疗市场供给诱导需求实证分析 [J]．中国软科学，2009（S2）：215 – 219.

[163] 梁鸿，曲大维，许非．健康城市及其发展：社会宏观解析 [J]．社会科学，2003（11）：70 – 76.

[164] 梁晓峰，李利娟，刘俊田．代谢综合征与胃癌发病风险及临床病理特征相关性的研究 [J]．中国肿瘤临床，2019，46（19）：986 – 993.

[165] 林莞娟．中国医生诱导需求研究：一个减少抗生素滥用方法的田野实验 [J]．经济科学，2013（3）：108 – 114.

[166] 刘国恩, 蔡春光, 李林. 中国老人医疗保障与医疗服务需求的实证分析 [J]. 经济研究, 2011, 46 (3): 95 - 107, 118.

[167] 刘海英, 纪红军. 中国农村地区公共卫生资源投入比城市地区更无效吗 [J]. 农业技术经济, 2011 (1): 102 - 110.

[168] 刘海英, 张纯洪. 中国城乡地区医疗卫生系统服务效率的对比研究 [J]. 中国软科学, 2011 (10): 102 - 113.

[169] 刘京徽. 中国医疗卫生体制改革课题研究报告指出——从总体上讲, 医改是不成功的 [J]. 前进论坛, 2005 (9): 21 - 22.

[170] 刘景章, 王晶晶. 广东省公共卫生支出效率及其影响因素研究 [J]. 产经评论, 2015 (5): 148 - 160.

[171] 刘军, 钱力. 我国区域经济运行效率研究——以医疗卫生系统为例 [J]. 经济问题, 2011 (6): 114 - 118.

[172] 刘军强, 刘凯, 曾益. 医疗费用持续增长机制——基于历史数据和田野资料的分析 [J]. 中国社会科学, 2015 (8): 104 - 125, 206 - 207.

[173] 刘孟飞, 张晓岚. 我国医疗体系全要素生产率成长的区域差异及其成因分析 [J]. 上海经济研究, 2013 (3): 68 - 80.

[174] 刘挺. 中国医疗保险制度配置卫生资源的理论与实践研究 [J]. 中国工业经济, 1996 (4): 46 - 49.

[175] 刘文婧, 侯江红. 城乡居民医疗卫生公共服务满意度现状研究 [J]. 中国社会医学杂志, 2018, 35 (6): 629 - 633.

[176] 刘小鲁, 易丹. 价格管制、过度治疗与营利医院的市场进入绩效 [J]. 经济评论, 2014 (5): 3 - 15.

[177] 刘小鲁. 管制、市场结构与中国医药分离的改革绩效 [J]. 世界经济, 2011 (12): 53 - 75.

[178] 刘小鲁. 价格上限管制、总额预付制与医疗保险下的金融风险 [J]. 世界经济, 2014, 37 (11): 146 - 167.

[179] 刘小鲁. 价格上限管制下的预付制比较: 总额预付制与

按人头付费制 [J]．经济评论，2015（4）：57－69．

［180］刘小鲁．我国劝诱性医疗的成因：管制、市场结构还是信息不对称？[J]．经济评论，2012（2）：88－96．

［181］刘盈，臧凤，黄鹏，等．南京市江宁区社区卫生服务城乡中心居民满意度调查 [J]．中华疾病控制杂志，2017，21（7）：749－751．

［182］刘有贵，蒋年云．委托代理理论述评 [J]．学术界，2006（1）：69－78．

［183］卢秀芳，尹畅，李超凡，等．中国民营医院医疗服务资源配置效率分析与评价 [J]．中国公共卫生，2017，32（10）：1478－1481．

［184］栾世栋，戴亦舒，余艳，等．数字化时代的区域卫生信息平台顶层设计研究 [J]．管理科学，2017，30（1）：15－30．

［185］罗良清，胡美玲．中国各地区医疗卫生服务的生产效率分析 [J]．统计与信息论坛，2008，23（2）：47－51．

［186］吕国营，赵曼．越评级越失衡？——我国医院等级评定与医生人力资源配置研究 [J]．经济管理，2018，40（7）：110－127．

［187］吕国营．从两极分化到均衡配置——整合城乡医疗资源的一种基本思路 [J]．经济管理，2009，31（12）：155－159．

［188］马伟玲．城市卫生资源配置的正义研究 [D]．苏州大学，2017．

［189］莫京梁，翟东华．医疗保健的公平与效率分析 [J]．经济研究，1997（5）：56－60．

［190］宁满秀，刘进．新型农村合作医疗制度对农户医疗负担的影响——基于供给者诱导需求视角的实证分析 [J]．公共管理学报，2014，11（3）：59－69，141．

［191］宁岩，任茸．合作医疗干预前后中国农村贫困地区乡镇卫生院服务效率比较 [J]．中国医院管理，2002，22（12）：66－68．

［192］庞瑞芝，高贤泽，邓忠奇．公立医院"三重垄断"与医疗

行业效率——基于我国省际面板数据的研究 [J]. 当代经济科学, 2018, 40 (1): 1-12, 124.

[193] 平新乔. 从中国农民医疗保健支出行为看农村医疗保健融资机制的选择 [J]. 管理世界, 2003 (11): 52-63, 156.

[194] 祁红涛. 医疗市场管制: 信息不对称、激励机制与社会福利 [D]. 武汉: 武汉大学, 2014.

[195] 曲江斌, 王舒宏, 李士雪, 等. 山东省医疗机构服务效率评价研究 [J]. 中国医院管理, 2001, 21 (10): 20-22.

[196] 瞿婷婷, 申曙光. 参保机会、保障水平与医疗服务利用均等化——基于广东省 A 市的地区差异分析 [J]. 财经研究, 2013, 39 (7): 96-109.

[197] 任苒, 侯文, 宁岩, 等. 中国贫困农村合作医疗试点地区县乡卫生机构服务效率分析 [J]. 中国卫生经济, 2001, 20 (2): 15-19.

[198] 任晓燕, 李林贵, 高秀萍, 等. 宁夏某公立医院运行效率分析 [J]. 中国卫生资源, 2016, 19 (5): 429-431.

[199] 申一帆, 胡善联, 黄炯烈, 等. 1980—2001 年广州市医疗资源配置和利用效率分析 [J]. 中华医院管理杂志, 2004, 20 (6): 361-365.

[200] 石大千, 张卫东. 医疗保险对外来务工人员是有效的吗?——基于 CHIP2007 微观数据和 PSM 模型的实证分析 [J]. 江西财经大学学报, 2016 (2): 60-69.

[201] 石培琴. 我国区域基本公共服务均等化研究 [D]. 北京: 财政部财政科学研究所, 2014.

[202] 孙梦洁, 韩华为. 中国农村居民的就诊选择研究——来自甘肃、河南、广东三省农户调查的实证分析 [J]. 经济评论, 2013 (2): 40-50, 111.

[203] 孙淑云, 任雪娇. 中国农村合作医疗制度变迁 [J]. 农

业经济问题, 2018 (9): 24 – 32.

[204] 唐超. 改革开放四十年 中国医疗卫生行业大事记 [J]. 中国医院院长, 2018 (17): 72 – 73.

[205] 唐齐鸣, 肖子龙. 医改前后医疗机构投入对服务效率的影响和区域差异 [J]. 中国卫生经济, 2016, 35 (10): 21 – 24.

[206] 唐要家, 王广凤. "过度医疗"的制度根源与医生声誉激励机制 [J]. 中南财经政法大学学报, 2008 (4): 43 – 48, 143.

[207] 陶春海. 中国医疗服务生产效率评价研究 [D]. 南昌: 江西财经大学, 2010.

[208] 田森, 雷震, 翁让泉. 专家服务市场的欺诈、信任与效率——基于社会偏好和空谈博弈的视角 [J]. 经济研究, 2017, 52 (3): 195 – 208.

[209] 屠彦. 我国政府卫生投入效率研究 [J]. 中国卫生经济, 2012 (9): 62 – 65.

[210] 王宏远, 林永新, 胡晓华. 城乡统筹中的基本公共服务均等化规划技术探讨 [J]. 城市发展研究, 2011, 18 (9): 3 – 7.

[211] 王峦. 基于均等化视角的上海市社区公共卫生服务投入研究 [D]. 上海: 复旦大学, 2012.

[212] 王梦潇, 刘冬妍, 孙洛平. 医疗服务的社会效率研究 [J]. 中山大学学报 (社会科学版), 2015, 55 (2): 197 – 204.

[213] 王宁, 刘硕, 杨雷, 等. 2018 全球癌症统计报告解读 [J]. 肿瘤综合治疗电子杂志, 2019, 5 (1): 87 – 97.

[214] 王萍, 李丽军. 医疗费用增长与控制政策研究 [J]. 宏观经济研究, 2013 (4): 14 – 19.

[215] 王萍, 于晨, 邓礼乐. 医疗保险费用过度增长的影响因素研究 [J]. 财经问题研究, 2012 (5): 55 – 60.

[216] 王箐, 魏建. 竞争、医疗保险与宏观医疗效率——基于 DEA 模型的两阶段分析 [J]. 经济问题, 2013 (4): 17 – 21.

[217] 王曲，刘民权. 健康的价值及若干决定因素：文献综述 [J]. 经济学（季刊），2005（4）：1-52.

[218] 王文娟，曹向阳. 药交所试点背景下人均医疗费用的影响因素研究 [J]. 经济理论与经济管理，2016（11）：78-87.

[219] 王文娟，王季冬. 过度医疗与转诊制：一个排队论下的博弈模型 [J]. 管理科学学报，2019，22（2）：63-76.

[220] 王晓亚，黄德海，卜鹏滨. 医疗保险的双重效应与居民医疗支出：作用机理及实证检验 [J]. 当代经济科学，2018，40（5）：1-11，124.

[221] 王新军，郑超. 医疗保险对老年人医疗支出与健康的影响 [J]. 财经研究，2014，40（12）：65-75.

[222] 王延中，冯立果. 中国医疗卫生改革何处去——"甩包袱"式市场化改革的资源集聚效应与改进 [J]. 中国工业经济，2007（8）：24-31.

[223] 王勇，吕庆云，苏素，等. 欠发达地区医疗网点布局和资源的合理配置研究——以重庆市为例 [J]. 软科学，2009，23（12）：57-62.

[224] 王玉玲，程瑜. 过度与滞后：市场机制作用"超阈"和"堕距"的经济学释析 [J]. 经济问题，2016（8）：9-14.

[225] 王玉明. 论政府制度创新——从新制度经济学的视角分析 [J]. 国家行政学院学报，2000（6）：90-94.

[226] 王中华，李湘君. 补偿机制转化与公立医院产出效率驱动 [J]. 系统工程，2015，33（8）：95-104.

[227] 魏来，张星伍. 新型农村合作医疗的运行效率、筹资与基层政府行为 [J]. 改革，2008（3）：86-92.

[228] 翁舟杰. "看病难、看病贵"现象的经济分析——西方租值耗散理论的视角 [J]. 经济学家，2012，10（10）：65-70.

[229] 吴传俭. 健康资源跨期错配问题研究进展 [J]. 经济学

动态, 2016 (7): 109 – 125.

[230] 吴传俭. 健康资源跨期错配致贫与政府审计的修正优化机制研究 [J]. 宏观经济研究, 2016 (11): 13 – 32.

[231] 吴琪, 苗瑞, 宋雨沁, 等. 面向分级诊疗的医疗资源配置决策研究 [J]. 工业工程与管理, 2018, 23 (3): 150 – 156.

[232] 吴琼. "互联网 + 医疗"服务模式的应用与管理研究 [D]. 福建农林大学, 2018.

[233] 夏昉, 冷瑶, 张瑞洁, 等. 中国医改前后基层医疗机构服务效率变动分析 [J]. 卫生经济研究, 2018 (2): 41 – 45.

[234] 肖传实, 齐文中, 周乃忠. 合则增益 分则偏颇——试论公平与效率的关系及在医院管理中的作用 [J]. 中国医院管理, 2006 (1): 5 – 7.

[235] 徐东雨, 刘冰, 王舰. 我国民营医院医疗服务效率综合评价的因子分析 [J]. 中国卫生统计, 2017, 34 (5): 814 – 815.

[236] 徐文英, 李超, 吴明. 我国卫生资源配置失衡的实证分析——基于医疗竞争模式的视角 [J]. 经济管理, 2011, 33 (8): 156 – 161.

[237] 许苹, 张鹭鹭, 胡善联. 区域内医院医疗服务供给系统效率研究 [J]. 中华医院管理杂志, 2000, 16 (5): 272 – 274.

[238] 续竞秦, 杨永恒. 地方政府基本公共服务供给效率及其影响因素实证分析——基于修正的 DEA 两步法 [J]. 财贸研究, 2011, 22 (6): 89 – 96.

[239] 雅诺什·科尔奈, 翁笙和. 转轨中的福利、选择和一致性: 东欧国家卫生部门改革 [M]. 罗淑锦, 李绍光, 译. 北京: 中信出版社, 2003: 5.

[240] 阎竣, 陈玉萍. 农村老年人多占用医疗资源了吗?——农村医疗费用年龄分布的政策含义 [J]. 管理世界, 2010 (5): 91 – 95.

[241] 颜晓畅. 政府投入与不同地区医疗卫生机构静态和动态

运营效率——基于 DEA－Tobit 方法的实证研究 [J]．南开经济研究，2018（6）：93－111.

[242] 杨林，李思赟．城乡医疗资源非均衡配置的影响因素与改进 [J]．经济学动态，2016（9）：57－68.

[243] 杨伟民．论医疗服务的公共属性和社会属性 [J]．社会，2006，26（2）：189－204.

[244] 杨永梅．我国外资医疗机构经营效率实证研究——基于 DEA 模型的两阶段分析 [J]．学术交流，2012（5）：68－72.

[245] 尹文强，严非，丁国伟，等．三城市社区卫生服务机构医疗服务提供效率评价 [J]．中华医院管理杂志，2004，20（3）：145－149.

[246] 于大川．城镇居民医疗保险是否促进了医疗服务利用？——一项对制度运行效果的实证评估 [J]．金融经济学研究，2015，30（5）：117－128.

[247] 于海燕．新居民公共服务供给机制研究 [D]．长春：吉林大学，2016.

[248] 于良春，甘超．垄断与竞争：中国医疗行业市场效率分析 [J]．经济与管理研究，2020，41（6）：47－58.

[249] 俞乔，杜修立，赵昌文，等．有限医疗资源在全病种范围配置的有效性分析 [J]．中国社会科学，2013（10）：61－85，205－206.

[250] 张纯洪．成本约束下的城市医院医疗服务效率测度分析 [J]．商业研究，2013，55（11）：35－40.

[251] 张锋．中国健康医疗信息资源空间布局研究 [D]．长春：吉林大学，2018.

[252] 张录法，李林青．上海市不同层级医疗资源空间配置均衡性研究 [J]．城市发展研究，2019，26（6）：1－6.

[253] 张鹭鹭，胡善联，魏颖，等．区域内医院医疗资源配置公平性研究 [J]．中华医院管理杂志，2000，16（5）：274－277.

［254］张罗漫，曹阳，王冬，等. 应用 "CD 率" 校正医疗质量综合评价指数的尝试 ［J］. 中华医院管理杂志，2000，10（7）：406 - 407.

［255］张宁，胡鞍钢，郑京海. 应用 DEA 方法评测中国各地区健康生产效率 ［J］. 经济研究，2006（7）：92 - 105.

［256］张鹏. 医疗卫生产品供给及其制度安排研究 ［D］. 天津：南开大学，2009.

［257］张庆霖，郭嘉仪. 政府规制、买方势力与技术创新：中国制药产业的研究 ［J］. 当代财经，2013（6）：98 - 109.

［258］张仁杰，史本山. 四川基层医疗服务支出效率评价及对比研究——基于超效率四阶段 DEA 模型 ［J］. 西南交通大学学报（社会科学版），2018，19（6）：90 - 97.

［259］张瑞华，刘莉，李维华，等. 基于数据包络分析的我国 31 个省市医疗卫生服务效率评价 ［J］. 中国卫生经济，2011，30（2）：69 - 72.

［260］张五常. 经济解释 ［M］. 香港：花千树出版有限公司，2001.

［261］张晓凤，刘景娜，赵燕，等. 人力资源配置的效率与公平性实证初探 ［J］. 商业时代，2010（13）：80 - 81.

［262］张晓岚，刘朝，李黎. 我国医院效率的省域水平及影响因素分析——基于省际面板数据的 DEA - Tobit 估计 ［A］. 中国对外经济贸易会计学会 2013 年学术年会论文集 ［C］. 2013.

［263］张旭东. 健康中国背景下医学人文精神培育研究 ［D］. 兰州：兰州大学，2018.

［264］赵大仁，刘志会，何思长，等. 基于 DEA 与 RSR 的我国中医类医院医疗服务效率的综合评价 ［J］. 中国卫生统计，2017，34（4）：598 - 601.

［265］赵建国，李自炜. 政府医疗服务价格规制是否提升了公共

福利——基于中国省际动态面板数据的实证研究［J］. 财贸研究，2019，30（7）：53 - 62.

［266］赵金楼，韩玉珍，齐英. 信息不对称下政府行政部门的监管行为失效分析［J］. 管理科学，2007（6）：87 - 92.

［267］赵铭. 社区医院医疗服务患者满意度调查与提升策略研究［D］. 石家庄：河北经贸大学，2019.

［268］赵天. 纳入需求方因素的中国农村医疗机构服务效率——基于三省18县的医疗机构与入户调研数据分析［J］. 南开经济研究，2017（3）：34 - 49.

［269］赵玉琳，常樵. 我国医疗市场化的改革取向不宜改变［J］. 经济纵横，2006（6）：21 - 24，12.

［270］周绿林，张婷婷，土森. 医疗服务质量与患者满意度关系研究［J］. 中国卫生事业管理，2014，31（1）：14 - 17.

［271］周钦，刘国恩. 健康冲击：现行医疗保险制度究竟发挥了什么作用？［J］. 经济评论，2014（6）：78 - 90.

［272］周钦，刘国恩. 医保受益性的户籍差异——基于本地户籍人口和流动人口的研究［J］. 南开经济研究，2016（1）：77 - 94.

［273］周学馨. 医疗卫生服务供给效率要提高［N］. 光明日报，2016 - 04 - 16（010）.

［274］朱恒鹏，彭晓博. 医疗价格形成机制和医疗保险支付方式的历史演变——国际比较及对中国的启示［J］. 国际经济评论，2018（1）：24 - 38，4.

［275］朱恒鹏，昝馨，向辉. 财政补偿体制演变与公立医院去行政化改革［J］. 经济学动态，2014（12）：61 - 71.

［276］朱恒鹏，昝馨. 中国医改：供方与需方改革要同步［EB/OL］. 中国财经报，［2018 - 05 - 22］. https://www.cn - healthcare.com/article/20180522/content - 503604.html.

［277］朱恒鹏. 管制的内生性及其后果：以医药价格管制为例

[J]．世界经济，2011，34（7）：64－90．

[278] 朱恒鹏．医改得与失［EB/OL］.［2014－07－27］. zhuhengpeng. blog. caixin. com/archives/74535.

[279] 朱恒鹏．医疗体制弊端与药品定价扭曲［J］．中国社会科学，2007（4）：89－103，206．

致谢与后记

　　本书的出版需要感谢太多人的帮助和支持，他们通过各种方式影响并帮助我，促成这本书的顺利出版。首先要感谢郑州大学管理工程学院全体师生。正是因为 2021 年是建院 40 周年，我才有机会出版自己的著作。感谢学院各位领导对青年教师的关心和支持，感谢院里各位老师对我各方面的帮助与引导，在潜移默化中我改变颇多。

　　其次要感谢在求学生涯中遇到的所有良师益友。本人导师是我的学术指路人，南开大学经发院和经济学院，以及东北大学文法学院的师生在学习、生活等方面为我提供了数不清的帮助。与此同时，要感谢一路走来的各位朋友和同窗。友情是我人生无法用金钱衡量的财富，今后我将继续真心维系。更要感谢给予我生命的父母和伴我成长的亲人们。亲情是人一辈子永远割舍不掉的，从过去到现在，我一直受到亲人们的保护。在接下来的日子里，我将继续接受亲人们的爱，也会付出行动去爱他们。

　　此外，还有感谢编辑和校对的辛勤工作，本书的出版离不开背后诸多工作人员的付出。千言万语汇成一句话：感恩为本书出版提供各种形式帮助的所有人。

　　医疗资源配置优化问题，不仅是令中国政府伤脑筋的问题，放眼望去，其他国家的医疗卫生体制和医疗资源配置都存在一些问题，哪怕是号称强调公平的英国医疗卫生系统，抑或是强调效率的美国医疗卫生系统，都没有实现资源配置效率最优，在很多方面也饱受争议。从这个角度看，医疗领域的诸多问题是世界性难题，尤其在优化医疗资源配置方面，除了传统的公平与效率之争，还有很多其他痛点和难点有待突破。

本书是我的博士毕业论文改写而成。虽然最开始我雄心壮志，想大改毕业论文，除了更新一些最新数据和信息，还企图大改逻辑框架，加入更多内容到书里。可真正实施时发现，更新数据相对容易，颠覆一部分已搭建起来的逻辑框架实属不易。整理文稿时发现毕业论文里的逻辑架构的确是经过多次修改论证的，其理论逻辑还算清晰，轻易推倒再重来并没有想象中的那么容易。并不是自夸说自己的博士毕业论文有多好，只是想表达如果现在让我另起炉灶再写一篇类似问题的书，并不能保证新写出来的逻辑会比毕业论文里的好。

工作之后，可用于静心科研写作的时间极其有限，各种分心的事情远远多过读博期间。工作常常是需要将过去所学进行输出，学习时间和知识输入量大大减少，自己常常觉得过去所学已被掏空。

昨日不可追，空悲切不如把握当下，从现在开始付出努力，未来依旧是可期的。一直以来，我都处于被保护和良好的生活环境之中，这一切都归功于我的父母、我曾经付出的努力和相对公平且奖励上进的环境。过去，我依托各种外界帮助跨过了人生道路上的重重障碍；今后，困难和险阻依旧存在，我会砥砺前行，靠自己并充分利用外力成就一个更好的自己，作为对父母的养育之恩、对帮助过我的人的报答。路漫漫其修远兮，吾将上下而求索。我愿成为一个真正实现自身价值并为人类社会进步贡献正外部性的人。说得再多，不如行动。人生的马拉松仍在持续，我会不停奔跑。

程于思书于郑州大学

2021 年 12 月 4 日